AF403206

OBSERVATIONS PRATIQUES

SUR LE TRAITEMENT

DES MALADIES SYPHILITIQUES

PAR L'IODURE DE POTASSIUM.

LYON,

IMPRIMERIE DE MARLE AÎNÉ,

RUE ST-DOMINIQUE, 13.

OBSERVATIONS PRATIQUES

SUR LE TRAITEMENT

DES

MALADIES SYPHILITIQUES

PAR L'IODURE DE POTASSIUM ;

PAR

LE DOCTEUR L.-P.-A. GAUTHIER,

MÉDECIN TITULAIRE DE L'HOSPICE DE L'ANTIQUAILLE DE LYON,
MEMBRE DE L'ACADÉMIE, DU CONSEIL DE SALUBRITÉ, DE LA SOCIÉTÉ DE MÉDECINE
ET DE LA SOCIÉTÉ LITTÉRAIRE DE LA MÊME VILLE, CORRESPONDANT DE L'ACADÉMIE
DES SCIENCES, ARTS ET BELLES-LETTRES DE DIJON ET DE CELLE DES CURIEUX
DE LA NATURE, DES SOCIÉTÉS DE MÉDECINE DE BERLIN, BORDEAUX,
DRESDE, DIJON, ERLANGEN, GENÈVE, HAMBOURG, LEIPZIG, MUNICH,
MARSEILLE, TOULOUSE, WURZBOURG, ZURICH ET DU GRAND-
DUCHÉ DE BADE ; DE LA SOCIÉTÉ D'ÉMULATION DU JURA
ET DE CELLE DES SCIENCES, BELLES-LETTRES
ET ARTS DE MACON, ETC.

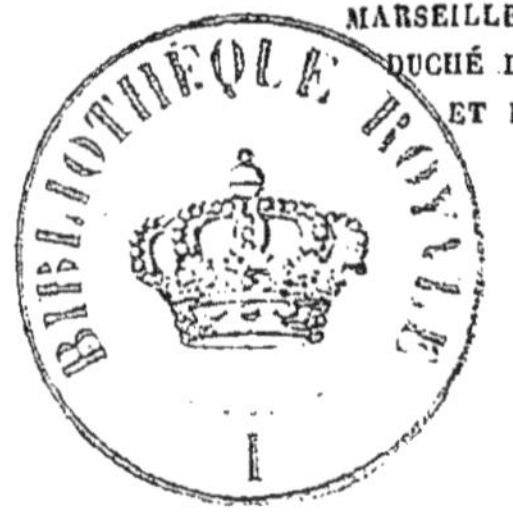

PARIS,	LYON,
J.-B. BAILLIÈRE, LIBRAIRE,	CH. SAVY JEUNE, LIBRAIRE,
Rue de l'École-de-Médecine, 13 bis.	Quai des Célestins, 48.

1845.

OBSERVATIONS PRATIQUES

SUR LE TRAITEMENT

DES

MALADIES SYPHILITIQUES

PAR L'IODURE DE POTASSIUM.

———————

Depuis les premières années qui suivirent l'origine de la syphilis, on n'a pas cessé de chercher de nouveaux remèdes pour remplacer le mercure dans le traitement de cette maladie. On a préconisé tour-à-tour le gayac et les autres bois sudorifiques, les saignées, les purgatifs, le genièvre, la saponaire, l'ammoniaque, l'opium, les acides minéraux, les préparations d'or, celles d'argent, le traitement antiphlogistique, etc. Le docteur Oppen-heim, de Hambourg (1), a compté qu'en 1827, l'on avait déjà recommandé, à diverses époques, plus de 141 substances végétales simples et un très-grand nombre de remèdes composés et de substances minérales, dans le but de les substituer aux préparations mercu-

(1) Oppenheim, *Die Behandlung der Lustseuche ohne Quecksilber.* — Hambourg, 1827; in-8°.

1

rielles. Presque tous ces médicaments sont tombés aujourd'hui dans un juste oubli, parce que l'expérience a prouvé que la plupart étaient absolument sans vertu et que les autres n'avaient qu'une efficacité très-douteuse ou très-bornée.

Nous ne pensons pas que l'on découvre jamais un remède qui puisse toujours remplacer les préparations mercurielles ; elles ont rendu et rendront encore d'immenses services dans le traitement de la syphilis. Cependant on a employé, depuis quelques années, un nouveau médicament dont les nombreux succès, bien constatés, sont un sûr garant qu'il ne tombera pas dans l'oubli qui a été le partage de tant d'autres substances qu'on avait préconisées avec enthousiasme ; ce remède est l'iodure de potassium. Il est loin, sans doute, de pouvoir toujours remplacer le mercure ; mais il est administré avec un immense succès dans les cas où ce métal devient inutile ou nuisible, et dans bien d'autres cas où le mercure guérit, il peut entrer en concurrence avec lui.

Dans un discours que j'ai prononcé en 1842, pour l'ouverture des cours de clinique établis à l'hospice de l'Antiquaille (1), j'ai dit que l'introduction des préparations d'iode dans la thérapeutique des maladies vénériennes, était une des plus belles découvertes des temps modernes. Une expérience de trois années n'a fait que confirmer l'opinion que j'avais émise à cette époque.

____

(1) *Examen historique et critique des nouvelles doctrines médicales sur le traitement de la syphilis*, par L.-P.-A. Gauthier. — Lyon, Savy, 1842, in-8°. Ce discours a été traduit, en entier, en allemand, dans la *Syphilidologie* du docteur Behrend, de Berlin, tom. V, pag. 484-541.

Quoique les journaux de médecine français et étrangers aient publié de nombreuses observations qui constatent les excellents effets de l'iodure de potassium, nous ne possédons cependant aucun écrit spécial sur l'administration de ce précieux remède. C'est, sans doute, dans le but de remplir cette lacune, que la Société de médecine de Paris a proposé comme sujet d'un prix qui doit être décerné à la fin de 1844, l'emploi de l'iodure de potassium dans le traitement des maladies syphilitiques. Des occupations m'ayant empêché de faire, à l'époque demandée (1), un travail assez complet pour le présenter à ce concours, dont le résultat n'est pas encore connu, je me détermine à publier les principaux faits que j'ai observés.

Médecin d'un hôpital où les maladies vénériennes se rencontrent en très-grand nombre et sous les formes les plus graves, j'ai eu de nombreuses occasions d'y administrer l'iodure de potassium ; j'en ai obtenu les plus grands succès dans les cas les plus désespérés. Je n'en ai pas vu de moins beaux résultats dans ma pratique civile. Les observations que j'ai recueillies à l'hospice de l'Antiquaille ont eu pour témoins MM. Hugener, Duviard, Valette, Félix, Lasseigne, Jacquetant, Françon, Gollion, Laugier, qui ont été successivement mes internes dans cet hospice depuis que j'ai commencé à y mettre en usage l'iodure de potassium.

Je n'ai point ici la prétention de donner un traité complet sur l'emploi de l'iodure de potassium ; le temps

______

(1) D'après le programme, les mémoires devaient être envoyés à M. le secrétaire de la Société, avant le 1er octobre 1844.

augmentera , sans doute , encore beaucoup nos connaissances sur ce précieux remède, mis en usage depuis si
peu d'années. Mon principal but est de publier des faits
pratiques ; je les ferai précéder de quelques considérations sur les effets physiologiques et thérapeutiques de
l'iodure de potassium , sur les cas de maladies syphilitiques dans lesquels il se montre utile et sur son meilleur
mode d'administration.

HISTOIRE DE L'INTRODUCTION DE L'IODURE DE POTASSIUM DANS LA
THÉRAPEUTIQUE DE LA SYPHILIS. — EFFETS DE CE MÉDICAMENT
SUR L'ÉCONOMIE. — SYMPTÔMES SYPHILITIQUES DANS LE TRAITE-
MENT DESQUELS IL EST LE PLUS EFFICACE. — SON MEILLEUR MODE
D'ADMINISTRATION.

L'iode a été découvert en 1811 , par M. Courtois, et
c'est au docteur Coindet , de Genève, qu'est dû son premier emploi en thérapeutiqne. Dans trois mémoires qui
parurent en 1820 et 1821 , il en recommanda l'usage
dans le goître , les scrofules et quelques autres maladies.
De toutes les préparations d'iode , il préférait l'hydriodate de potasse , et il pressentit déjà que le remède ,
dont il signalait le premier les propriétés , pourrait se
montrer utile dans quelques formes de la syphilis.

A l'époque où Coindet découvrait les vertus de l'iode,
une nouvelle doctrine médicale sur le traitement de la
syphilis , née quelques années auparavant en Angleterre,
commençait à s'introduire en France , grâce à la faveur
dont y jouissaient alors les principes de l'école physiologi-
que de Broussais. Les partisans de cette nouvelle doc-

trine soutenaient que,non-seulement le mercure ne gué-
rissait pas les maladies vénériennes , mais encore qu'il
les aggravait et qu'il était la cause des symptômes consécutifs quand il en survenait. Les évacuations sanguines et les antiphlogistiques faisaient la base de leur traitement ; mais, voyant qu'ils échouaient souvent, ils
cherchèrent de nouveaux remèdes pour remplacer le
mercure ; et l'iode, dont les propriétés médicales étaient
connues depuis peu, ne pouvait guère manquer de fixer
leur attention. M. Richond-Desbrus (1), l'un des plus
grands partisans des nouvelles doctrines, l'employa le
premier en 1823 , dans la blennorrhagie et les bubons.
C'est à la teinture d'iode qu'il donnait la préférence ; il la
prescrivait à l'intérieur à la dose de 20 à 40 gouttes et,
en frictions, à la dose de 4 à 8 grammes. Peu après ,
M. Eusèbe de Salle (2) fit usage des mêmes moyens
dans les engorgements vénériens chroniques des testicules ; il ordonnait la teinture d'iode à l'intérieur, et à
l'extérieur la pommade d'hydriodate de potasse. En
1826 , M. Lallemand de Montpellier (3), recommandait
aussi les frictions iodées sur les bubons.

Tous ces essais n'avaient été faits que sur les symptômes primitifs de la syphilis et n'eurent pas un grand
retentissement. Cependant, à peu près à la même époque, le docteur Martini de Lubeck (4), avait employé

(1) *Archives de médecine*, tom. IV, pag. 321.
(2) *Journal complémentaire du Dictionnaire des Sciences médicales*, tom. XIX, pag. 155.
(3) *Ephémérides médicales de Montpellier;* janvier 1826.
(4) *Rust Magazin;* 1826 ; tom. XXIII, pag. 180. — Oppenheim,
Die Behandlung der Lustseuche ohne Quecksilber, pag. 284.

l'iode d'après la méthode de Coindet, dans des ulcères de gosier qui avaient résisté aux remèdes mis en usage et même au mercure : il avait guéri ses malades, et pourtant il ne tira aucun parti de sa découverte; il parut croire que les ulcères ainsi guéris n'étaient pas syphilitiques ; il dit que l'iode n'est point un anti-vénérien, mais qu'il peut être regardé comme une pierre de touche pour reconnaître la nature de certains ulcères.

Les médecins dont nous venons de rapporter les premières expériences, prescrivaient principalement la teinture d'iode et à faibles doses. C'est au docteur Wallace, médecin de l'hôpital des maladies cutanées de Dublin, que paraît appartenir l'honneur d'avoir employé le premier la préparation d'iode la plus convenable, l'iodure de potassium, de l'avoir donnée à doses beaucoup plus fortes que précédemment et d'avoir spécifié les cas d'affections vénériennes dans lesquels ce remède se montre efficace et doit être préféré au mercure. Il fit ses expériences de 1832 à 1836; il en donna les résultats dans des leçons publiques qui furent imprimées en 1836 (1). A cette époque il avait déjà administré l'iodure de potassium à 142 malades. Peu après Wallace, ou presque en même temps que lui, d'autres médecins anglais employèrent aussi avec succès le même médicament, mais à moindre dose. Nous nous contenterons de citer les doc-

____

(1) Les leçons du docteur Wallace ont été publiées dans la *Lancette*, journal médical de Londres. Elles ont été traduites en allemand dans la *Syphilidologie* du docteur Behrend de Berlin. La première de ces leçons a été traduite en français dans le *Journal des Connaissances médico-chirurgicales*, 4ᵉ année, pag. 157. Wallace est mort en janvier 1839.

teurs Robert Williams (1), Judd (2), A. Saville (3),
Winslow (4), et Bullock (5) ; et, comme en médecine
les vérités même les plus incontestables ont presque toujours trouvé des contradicteurs, on vit deux médecins
anglais, les docteurs Addison et Ellioston, nier entièrement les effets salutaires du nouveau médicament.

Les leçons de Wallace étaient à peine publiées en Angleterre, que déjà l'iodure de potassium était employé
d'après sa méthode en Allemagne. Le premier qui en
ait fait usage parait être le docteur Ebers, de Breslaw. Il
publia le résultat de ses expériences en 1836 (6) et,
l'année suivante, le docteur Haselberg et plusieurs autres médecins, firent connaître des faits semblables aux
siens. Aujourd'hui l'iodure de potassium est très usité en
Allemagne ; il a été surtout beaucoup employé à l'hôpi-

(1) Le docteur Robert Williams a lu, en 1834, au Collége des
médecins de Londres, un mémoire dans lequel il dit que le mercure,
souvent si utile dans un grand nombre de symptômes syphilitiques,
est souvent nuisible quand le système osseux est affecté. Il cite
quelques observations recueillies par lui à l'hôpital St-Thomas de
Londres, en 1831, dans lesquelles il guérit par l'iodure de potassium, des malades atteints d'exostose, de carie et de nodus.
Behrend, *Syphilidologie*, tom. II, pag. 316-331.

(2) Judd, *a pratical treatise on urethritis and syphilis*. Londres,
1836, in-8°. Le docteur Judd a prétendu avoir administré l'iodure de potassium avant Wallace ; mais son assertion ne parait pas
fondée ; il le donnait, d'ailleurs, à faible dose.

(3) *London Medical Gazette* ; aug. 1835.

(4) *London Medical Gazette* ; dec. 1835.

(5) *Edimburg Medical Journal* ; janv. 1837.

(6) *Medicinische Zeitung V. Verein für Heilkunde in Preussen* ;
1836, n° 40-41.

tal de la Charité de Berlin, par le docteur Kluge, chargé du service de la division des vénériens dans cet établissement (1).

M. Ricord a le premier en France mis en usage l'iodure de potassium à haute dose d'après la méthode de Wallace (2). Dans son *Traité pratique des maladies vénériennes*, publié en 1838, il n'en parle pas encore; mais en juillet 1839, il fit paraître dans le *Bulletin général de thérapeutique*, un mémoire dans lequel il recommande beaucoup ce remède dans les symptômes tertiaires de la syphilis. Il donna l'année suivante, dans le même journal, un autre article dans lequel il développa encore mieux ses opinions et signala surtout la grande efficacité du nouveau traitement dans les ulcères de l'arrièregorge, des piliers postérieurs du voile du palais et du pharynx.

L'imposante autorité du nom de M. Ricord ne pouvait manquer de faire une vive sensation, quelle que fût l'hésitation que l'on pût mettre à donner, à la dose de plusieurs grammes par jour, un médicament dont on n'usait auparavant qu'à la dose de quelques grains.

J'ai employé pour la première fois l'iodure de potas

(1) On trouve dans le journal *l'Expérience*, du 4 juillet 1844, un court résumé des faits observés à l'hôpital de la Charité de Berlin, par les docteurs Kluge et Haucke.

(2) M. Lucas-Championnière (*Recherches pratiques sur la thérapeutique de la syphilis;* Paris, 1836, pag. 138), dit que M. Cullérier neveu, regardait déjà, depuis plusieurs années, l'iode comme un puissant remède dans la syphilis constitutionnelle; mais il joignait toujours l'iodure de potassium à l'iode et ne le donnait qu'à petites doses.

sium, d'après la nouvelle méthode, à l'hospice de l'Antiquaille, au commencement de 1841. Auparavant j'administrais, depuis quelques années, dans les symptômes
syphilitiques tertiaires, le proto-iodure de fer à la dose
d'un gramme et plus ; et comme j'en avais obtenu de
grands succès dans des cas désespérés, j'hésitais à remplacer un remède que je connaissais bien, par un autre
dont j'ignorais encore les propriétés ; mais l'expérience
n'a pas tardé à m'apprendre que l'iodure de potassium
était bien supérieur au proto-iodure de fer.

Depuis plus de deux ans, l'iodure de potassium a
beaucoup été employé en France ; son prix a quadru-
plé ; les journaux de médecine contiennent un grand
nombre d'observations de maladies syphilitiques les plus
graves qui ont été très-promptement guéries par ce précieux médicament. Je n'en ferai pas ici l'énumération.

Je laisse aux ouvrages de chimie l'exposition des
procédés à l'aide desquels on obtient l'iodure de potassium. Je ne m'étendrai pas non plus sur ses propriétés
chimiques ; c'est un sel blanc, contenant 23,67 de potassium et 76,33 d'iode ; sa saveur est âcre et amère ; il
est très-soluble dans l'eau, ce qui le rend d'une administration facile.

Depuis que Coindet a signalé aux médecins l'action
thérapeutique de l'iode, on a beaucoup disserté sur les
effets physiologiques qu'il produit dans l'économie animale. Mais tout ce qu'on a dit à ce sujet, ne peut pas
s'appliquer à l'iodure de potassium tel qu'on l'administre
aujourd'hui ; ses effets sont bien différents de ceux de
l'iode pur, que précédemment on combinait toujours
avec lui. Voilà pourquoi on en donnait à peine quelques

grains il y a peu d'années, et quand on avait dépassé cette dose, des accidents s'étaient quelquefois manifestés. Mais les expériences les plus réitérées ont démontré que ces accidents étaient dus à l'iode pur et non à l'iodure de potassium. Cette vérité avait déjà été très-bien signalée par Wallace, en 1836. « Si l'on introduit, dit-il, dans l'estomac d'un chien de l'iode pur, on trouve bientôt après la muqueuse enflammée, altérée dans sa couleur et ulcérée, tandis que si l'on y introduit une quantité équivalente ou même encore plus forte d'iodure de potassium, l'estomac n'éprouve point d'altération. »

Un des effets que l'on avait le plus reprochés à l'iode, c'était de produire l'amaigrissement et de faire fondre les glandes mammaires et les testicules. L'iodure de potassium, au lieu de produire l'amaigrissement, augmente presque toujours l'embonpoint. Quant à la fonte des mammelles et des testicules, Wallace, M. Ricord et le docteur Kluge de Berlin, ne l'ont jamais observée, quoiqu'ils aient pratiqué dans de grands hôpitaux ; elle ne s'est jamais non plus présentée à mon observation.

L'augmentation de la sécrétion urinaire est un des effets les plus remarquables et les plus constants de l'administration de l'iodure de potassium. Je l'ai observée chez presque tous les malades auxquels je l'ai fait prendre. Wallace avait fait, avec raison, une grande attention à ce phénomène, et il a constaté que très-peu d'heures après l'ingestion de ce remède, on peut reconnaître sa présence dans l'urine. Ce même médecin avait fait remarquer que ce médicament séjournait peu dans le corps humain et, qu'après avoir cessé son usage pendant quelques jours, on n'en observait plus de traces dans les urines. Wallace assure encore avoir rencontré l'iodure de potassium dans la salive et dans les larmes , ainsi que dans le lait des nourrices et même dans l'urine des enfants qui suçaient ce lait : mais il n'a pu le retrouver dans le sang artériel et veineux où le docteur Kluge de Berlin , dit cependant l'avoir plusieurs fois rencontré (1).

Un médecin allemand, le docteur Scharlau, de Stettin, a prétendu , d'après des expériences directes faites par lui , que l'on retrouve toujours dans les urines l'iodure de potassium non décomposé et en même quantité qu'on l'a fait prendre. Mais comment concilier cette assertion avec les expériences de ceux qui ont constaté la présence du sel iodique dans la salive , les larmes et le lait ? Quoi qu'il en soit , il est vraisemblable que l'iodure de potassium est évacué, presque en totalité, par les divers émonctoires de l'économie peu de temps après qu'il a été pris. Cela explique comment il peut être donné à très hautes doses sans produire d'effets nuisibles.

M. Ricord a exposé d'une manière plus complète qu'on

(1) J'ai constaté avec M. Laugier, mon interne (en employant comme réactifs l'amidon et les acides nitrique ou sulfurique) , l'existence de l'iodure de potassium dans la salive de plusieurs malades qui en faisaient usage, entr'autres chez une femme atteinte d'un violent ptyalisme mercuriel , à laquelle j'administrais le sel iodique depuis quelques jours. Nous avons également constaté sa présence dans la salive et dans l'urine, chez deux personnes qui n'en avaient pris qu'une seule fois , l'une 3 et l'autre 10 centigrammes, et cela quelques heures seulement après l'ingestion du remède. Chez la dernière personne la salive en contenait encore au bout de quatre jours ; mais nous n'avons pu en découvrir de traces , ni dans le serum du sang , ni dans la sérosité des vésicatoires.

ne l'avait fait avant lui , les effets de l'iodure de potassium sur l'économie. Dans un mémoire qu'il a fait insérer dans le *Bulletin général de thérapeutique* (en septembre 1841) , il dit que ce remède produit souvent à la peau diverses espèces d'éruptions qui ressemblent au psydracia, à l'acne ou à l'ecthyma et qui , quelquefois aussi, sont seulement érythémoïdes ; qu'il fait souvent naître une sorte de salivation , qu'il augmente la sécrétion urinaire , qu'il cause fréquemment une injection vasculaire avec tuméfaction de la conjonctive , que dans bien des cas aussi on remarque , sous son influence , une sorte de coryza particulier avec embarras dans les fosses nasales, enchifrenement et rarement éternuement, et une bronchite spéciale avec gêne assez prononcée dans la respiration. M. Ricord dit aussi avoir observé chez quelques-uns de ceux qui prenaient ce remède , des signes de congestion cérébrale et une sorte d'ivresse qu'il appelle ivresse iodique , ainsi que des mouvements spasmodiques et des soubresauts dans les tendons.

Quoique j'aie administré l'iodure de potassium à environ 150 malades , je n'ai pas observé quelques-uns des accidents signalés par M. Ricord , ou bien s'ils ont existé ils ont été si fugaces et si légers qu'ils n'ont pas fixé mon attention. Cela vient peut-être de ce que j'ai toujours commencé l'iodure de potassium à plus faibles doses que M. Ricord , et que je l'ai rarement porté à de si hautes doses que lui. Au reste, M. Ricord avoue que ces accidents sont rares et qu'on voit des centaines de malades qui ne les éprouvent pas. Il ajoute, au reste, que ces phénomènes disparaissent toujours quand on suspend le remède pendant quelques jours.

Cinq de mes malades ont éprouvé une salivation évidente qui ne ressemblait point au ptyalisme mercuriel; il y avait sécrétion plus abondante de salive, mais sans gonflement de la langue et sans ulcérations; le voile du palais et la gorge étaient rouges. Je n'ai point suspendu le médicament; j'en ai même augmenté la dose, et cependant la salivation a cessé peu à peu. J'ai vu quelques malades éprouver une véritable éruption cutanée iodique; elle ressemblait à l'eczèma ou à l'acne simple; elle disparaissait quand on cessait le remède ou même quand on diminuait beaucoup sa dose. Ce ne sont pas ceux auxquels j'ai administré les plus grandes quantités du sel iodique qui ont éprouvé de la salivation ou des éruptions cutanées, mais bien ceux qui n'en prenaient que de 1 à 2 grammes. Dans un cas j'ai vu une éruption générale et très intense survenir pendant l'administration de l'iodure de potassium, mais c'était évidemment une syphilide exanthématique (roséole syphilitique), qui dura un mois, malgré la cessation du médicament et qui ne céda qu'aux frictions avec une légère pommade du calomel et des bains mucilagineux (1). J'ai observé une

(1) Je viens d'observer à l'Antiquaille, chez une femme qui prenait un gramme d'iodure de potassium par jour, une éruption de plaques rouges à la face et de grosses pustules ayant un peu de pus à leur sommet et leur base, d'un rouge vif avec engorgement;en même temps la conjonctive était enflammée et il y avait un larmoiement abondant. J'ai suspendu le remède pendant quelques jours, et l'éruption a disparu. Je l'ai fait reprendre et l'affection est revenue avec plus de force, ce qui montre que c'était bien une éruption iodique. Je n'en ai pas encore vu qui aient présenté la même intensité.

seule fois de légers étourdissements chez un monsieur qui prenait le remède qui nous occupe.

M. Ricord a encore signalé chez les individus soumis à l'action de l'iodure de potassium, l'existence d'une douleur épigastrique siégeant au grand cul-de-sac de l'estomac, souvent assez vive, sans augmentation de la soif et sans diminution de l'appétit. J'ai plusieurs fois observé une douleur semblable à celle qu'a remarquée M. Ricord ; mais, en général, elle disparaissait quand on donnait le remède dans une boisson mucilagineuse et quand on l'unissait avec un peu d'opium. Il est, d'ailleurs, convenable alors de diminuer sa dose ou même de le suspendre quelques jours. Enfin, l'application de cataplasmes de farine de lin arrosés de laudanum et d'huile de morphine sur l'épigastre, rendait aussi cette douleur beaucoup moindre. Dans deux cas j'ai vu une diarrhée assez forte chez des personnes qui employaient l'iodure; mais, comme ces malades le prenaient dans du sirop de Cuisinier, c'était peut-être ce dernier remède qui causait la diarrhée.

Je n'ai pas observé que la fréquence du pouls fût augmentée ou diminuée chez les malades qui prenaient l'iodure de potassium, quand ces malades n'avaient pas d'état fébrile au moment où ils commençaient l'usage du remède ; mais quand ils étaient en proie à une fièvre hectique le pouls ne tardait pas à reprendre son rythme naturel et les sueurs nocturnes cessaient. Je crois, ainsi que M. Ricord, que cet effet est dû à la guérison des symptômes morbides qui causaient la fièvre, plutôt qu'à l'action du remède sur la circulation. M. Ricord dit avoir observé des hémorrhagies nasales et pulmonaires et quel-

fois même des hémorrhagies intestinales chez des personnes qui prenaient l'iodure de potassium. Quatre
femmes, soumises à mes traitements, se sont plaint
d'hémoptysie pendant qu'elles usaient de ce remède.
Mais l'une d'elles m'a ensuite avoué qu'elle m'avait
trompé. Chez la seconde, un examen attentif m'a fait
voir que le sang évacué venait d'une dent. Je crois que
la troisième a réellement craché un peu de sang, mais
elle était atteinte d'un catarrhe pulmonaire chronique et
dans un état de cachexie des plus déplorables. Chez la
quatrième, l'accident a été extrêmement léger et a cédé
aussitôt que j'ai uni un peu d'opium au remède. Je n'ai
observé qu'une seule malade très-nerveuse et très-irrita-
ble et atteinte d'une toux catarrhale chronique qui n'a
jamais pu supporter l'iodure de potassium, même à la
dose de 25 centigrammes par jour, sans éprouver de
violentes douleurs de poitrine et de l'oppression. Elle
était atteinte de tubercules sous-cutanés aux jambes ;
elle avait employé en vain un grand nombre de remèdes
depuis plusieurs années; je l'ai enfin guérie par les frictions mercurielles, ce qui fait voir qu'on abandonne
peut-être trop aujourd'hui cette ancienne méthode de
traitement. M. Ricord paraît croire que l'iodure de potassium dispose aux hémorrhagies et rend le sang moins
plastique. Certainement il augmente sa coloration. J'ai
observé souvent que les femmes qui en faisaient usage
avaient leurs règles plus abondantes. Mais cela venait,
je pense, du rétablissement de leur santé, de l'appétit
qu'elles éprouvaient et de l'augmentation de leur embonpoint, plutôt que de la fluidité plus grande du sang; chez
les femmes bien portantes la menstruation n'était pas

changée. Les écoulements leucorrhoïques ont persisté pendant l'emploi du remède. On avait cependant conseillé l'iode dans la leucorrhée.

Les seuls effets que nous avons vu produits à peu près constamment par l'iodure de potassium, sont : l'augmentation de l'appétit et de l'embonpoint, la coloration du corps, la sécrétion plus abondante de l'urine.

L'appétit est augmenté chez presque tous les malades; ceux même qui éprouvent des douleurs épigastriques mangent davantage et les aliments ne les fatiguent pas. Cependant les individus qui sont dans un grand état d'amaigrissement et de faiblesse et qui, quelquefois même, ne peuvent supporter aucune nourriture avant d'employer le remède, ressentent un appétit bien plus grand que ceux qui ont un assez bon état de santé général, quand ils commencent le traitement. L'augmentation de l'embonpoint est aussi beaucoup plus grand chez les sujets émaciés et en proie à une fièvre hectique, que chez ceux qui se portent bien. Il en est de même de la coloration du corps ; elle est bien plus remarquable chez les premiers que chez les derniers.

Je n'étendrai pas davantage ces considérations sur les effets produits dans l'économie animale par l'iodure de potassium. Ces effets n'ont pas été observés depuis assez long-temps pour être complètement appréciés, et la science a encore besoin, à ce sujet, de nouvelles expériences. Je vais exposer quels sont les symptômes syphilitiques dont ce remède a triomphé avec le plus de succès.

On a administré l'iodure de potassium dans les symptômes primitifs de la syphilis et quelques médecins ont

dit en avoir obtenu des succès (1); mais comme les symptômes primitifs disparaissent souvent par les seuls soins
de propreté et le régime antiphlogistique, quand on a
donné l'iodure de potassium il est difficile de savoir si c'est
à l'action de ce remède qu'est due la guérison. De nouvelles expériences n'ont pas confirmé les beaux résultats
qu'annonçait M. Richond-Desbrus, de l'emploi de la
teinture d'iode dans la blennorrhagie. Pour moi, je n'ai
administré le médicament qui nous occupe que dans les
symptômes secondaires et tertiaires de la syphilis, et
quand des malades avaient des ulcères primitifs en même
temps que les accidents constitutionnels, je ne lui ai pas
reconnu beaucoup d'action.

A l'époque où Wallace publia ses leçons, il avait administré l'iodure de potassium à 142 malades syphilitiques. Parmi eux, 6 étaient atteints d'iritis, 6 d'affection des testicules, 10 de nodus et autres affections des
systèmes fibreux, synorial et osseux, 97 d'éruptions
cutanées, 20 d'affections des membranes muqueuses; il
le donna dans trois cas à des femmes enceintes pour prévenir l'infection du fœtus.

M. Ricord recommande surtout l'iodure de potassium
dans les symptômes syphilitiques tertiaires, auxquels il
trouve une très-grande analogie, une similitude presque
parfaite avec les scrophules; ce qui indique, selon lui,
combien alors, dans certains cas, le mercure peut être

---

(1) On trouve dans les *Annales des maladies de la peau et de la
syphilis* de M. Cazenave, tom. I, pag. 96, quelques observations
de guérisons d'ulcères primitifs à l'aide de l'hydriodate ioduré de
potassium, par le docteur Taddei de Gravina.

nuisible. Il le trouve aussi très efficace dans les ulcérations qui siégent au voile du palais , au pharynx , dans les cavités nasales , qu'il croit souvent provenir de la fonte des tumeurs gommeuses ou même d'affections primitives des os ou de leur périoste. Enfin , il en a aussi recommandé l'emploi dans le sarcocèle syphilitique et l'induration des corps caverneux de la verge , qu'il regarde comme des affections tertiaires. En un mot, M. Ricord pense que, dans les symptômes vénériens secondaires, le mercure est le remède le plus convenable ; mais qu'à mesure que la syphilis se transforme et que les accidents deviennent tertiaires le mercure perd de son action sur elle, pour la concéder en entier à l'iode.

Wallace a donné plus d'extension que M. Ricord à l'emploi de l'iodure de potassium dans la syphilis. Ce médecin admet , dans ses leçons, pour les symptômes vénériens primitifs, comme pour les consécutifs , une forme exanthématique ou superficielle et une forme pustuleuse ou profonde. On trouve , dans ses leçons, de grands détails sur ces deux ordres de phénomènes. La première de ces deux formes , l'exanthématique , n'attaque, le plus souvent, que les couches les plus superficielles du tissu muqueux ou de la peau; la seconde, la pustuleuse , atteint les couches profondes et cause de grandes destructions de tissus. Dans la forme exanthématique, soit primitive , soit consécutive, il regarde, le plus souvent, le mercure comme le remède le plus utile. Au contraire, dans la forme pustuleuse primitive, il considère l'iodure de potassium comme le moyen le plus propre de prévenir l'infection générale; dans la forme pustuleuse consécutive, quel que soit son siége, il préfère l'iodure de potassium au mercure. Il croit bien que ce dernier peut aussi guérir; mais il est d'avis qu'il est sujet à plus d'inconvénients que la préparation iodique, et qu'après son usage on observe de plus fréquentes récidives.

Pour moi, j'ai presque constamment mis en usage, avec beaucoup de succès, l'iodure de potassium dans les symptômes vénériens tertiaires. Je l'ai vu faire cesser en quelques jours les douleurs ostéocopes les plus intolérables. J'ai vu aussi les caries osseuses être promptement modifiées par son emploi. Dans l'ozène avec carie des os du nez et perforation de la voûte palatine, j'ai presque toujours, avec son aide, obtenu la guérison; les tumeurs gommeuses, les tubercules profonds de la peau et des muqueuses, les périostoses cèdent pareillement à son usage.

Je n'ai pas obtenu moins d'avantage de l'iodure de potassium dans plusieurs cas de symptômes secondaires. Je l'ai vu guérir très-promptement les ulcérations profondes de la gorge et du pharynx qui avaient détruit la luette et le voile du palais. Dans les ulcères superficiels de l'arrière-bouche et des amygdales, il se montre moins utile. Cependant, dans des cas de ce genre où le mercure et les cautérisations avaient échoué, j'ai obtenu la cicatrisation avec un gargarisme iodé. J'ai aussi quelquefois guéri, avec l'iodure de potassium, des rhagades à l'anus et aux orteils qui avaient résisté au mercure.

J'ai également employé souvent avec succès l'iodure de potassium dans les syphilides; mais il ne convient pas dans tous les cas de ces affections. Dans les syphilides exanthématiques, papuleuses et squammeuses, son usage ne m'a produit, en général, que des résultats nuls ou peu avantageux; mais dans la syphilide tuberculeuse ulcérée, dans celle surtout qui est appelée par M. Cazenave (1) syphilide tuberculeuse perforante, dans les vastes ulcérations de la peau qui avaient détruit le tissu cellulaire et une partie des muscles sous-jacents, j'ai obtenu de son emploi les plus belles guérisons, et cela dans des cas où les préparations mercurielles avaient été plus nuisibles qu'utiles. Je l'ai également vu guérir la syphilide à grosses pustules (syphilide phlysaciée), ainsi que l'ecthyma. On peut dire, en général, que dans les syphilides, quelles que soient leurs formes primitives, l'iodure de potassium se montre avantageux quand elles deviennent ulcéreuses. Le mercure peut sans doute aussi guérir dans ces cas ; mais quand il a déjà été employé par le malade, l'iodure de potassium mérite la préférence.

Quels que soient les symptômes syphilitiques secondaires ou tertiaires dans lesquels on emploie ce remède, on peut dire, en général, qu'il réussit d'autant mieux que la constitution du malade est plus détériorée. Dans les cas contraires, il est moins efficace et même il échoue quelquefois. Ainsi, je l'ai administré sans succès à une femme, d'ailleurs bien portante, qui n'avait jamais pris de mercure et qui avait, pour seuls symptômes syphilitiques, des douleurs nocturnes dans les os de la tête et quelques tubercules derrière le col et dans les cheveux ; la liqueur de Van-Swieten, jointe aux sudorifiques, a ensuite guéri cette malade.

(1) *Traité des syphilides*, pag. 341.

Dans la salivation mercurielle avec ulcération de la langue et de la cavité buccale , un gargarisme iodé est souvent très-utile. Cependant il agit, en général , moins promptement que celui d'acétate de plomb ; néanmoins, comme ce dernier a l'inconvénieut de noircir les dents quand il agit avec lenteur , il faut lui substituer le gargarisme iodé. On a beaucoup écrit sur les maladies produites par l'abus du mercure et sur la cachexie mercurielle ; je pense que l'iodure de potassium est un des meilleurs moyens pour remédier à ces états morbides (1).

Wallace a administré l'iodure de potassium à des femmes enceintes dans le but de prévenir l'infection de l'enfaut. Je n'ai pas eu occasion de l'employer dans ces cas ; mais je suis convaincu qu'il réussirait parfaitement. J'ai guéri en 1840 , avec le proto-iodure de fer, une femme âgée de 26 ans , enceinte de six mois , qui était dans le plus profond état de marasme et de dépérissement, par suite d'un vaste ulcère qui avait détruit la luette et une grande partie du voile du palais et qui envahissait aussi le pharynx. Cette femme, qui avait subi , sans succès, plusieurs traitements mercuriels, est accouchée heureusement ; j'ai vu son enfant six mois après et il se portait bien.

Les médecins qui ont employé l'iodure de potassium ont beaucoup varié dans les doses auxquelles ils l'ont ad-

---

(1) On lit dans le *Journal des Connaissances médico-chirurgicales* (n° de décembre 1844) , que le docteur Gusmann , médecin allemand , a employé avec succès l'iodure de potassium chez trois ouvriers atteints de maladie mercurielle qui n'avait point été précédée d'affection syphilitique.

ministré. Pendant plusieurs années on n'en donnait guère au-dessus de 20 à 25 centigrammes par jour (1). Wallace, auquel est due la méthode nouvelle, faisait usage de sa mixture iodique composée de 8 grammes d'iodure de potassium qu'il dissolvait dans 240 grammes d'eau. Il en donnait une cuillerée à bouche quatre fois par jour, ce qui faisait 2 grammes de sel par jour ; il ajoutait rarement quelque autre substance à cette dissolution. Wallace donnait ordinairement la même dose du remède pendant toute la durée du traitement. C'est une méthode vicieuse : les doses ascendantes sont bien préférables.

Le docteur Robert Williams, qui administrait le même remède en Angleterre, à peu près en même temps que Wallace, en donnait moins que lui, 25 à 40 centigrammes, trois fois par jour. Il prétendait qu'à plus fortes doses il purgeait. Les docteurs Saville et Bullock, en employaient 40 centigrammes trois fois par jour, comme R. Willams. Le docteur Judd en faisait prendre un peu moins et l'administrait, ainsi que ces derniers, dans une mixture camphrée.

Le docteur Ebers, de Breslau, qui paraît avoir importé

(1) M. Magendie employait, il y a déjà plusieurs années, l'iodure de potassium à hautes doses dans quelques maladies. Dans la dernière édition de son formulaire, publiée en 1836, il dit qu'il mettait en usage, depuis plusieurs années, ce sel à l'Hôtel-Dieu de Paris, jusqu'à la dose de 2 à 4 grammes par jour, qu'il faisait dissoudre dans un kilogramme de tisanne. Il ajoute qu'il a vu des femmes débiles qui ont pris pendant plusieurs semaines depuis 30 jusqu'à 90 grammes de sa solution d'iodure de potassium, qui contient 2 grammes de sel pour 30 grammes d'eau distillée.

en Allemagne la méthode de Wallace, employait la mixture iodique à la même dose et de la même manière que le médecin de Dublin. Le docteur Kluge, de Berlin, donne le remède qui nous occupe, depuis 50 centigrammes jusqu'à 3 grammes par jour.

M. Ricord a fait prendre l'iodure de potassium à des doses beaucoup plus fortes que Wallace, et il a bien perfectionné son mode d'administration, en augmentant peu à peu les doses. Dans le premier mémoire qu'il a fait paraître dans le *Bulletin général de thérapeutique*, il conseille de commencer par 50 centigrammes par jour; mais, dans son second mémoire qui a été publié dans le même journal, en juillet 1840, il dit qu'on peut, sans s'exposer au moindre accident, commencer d'emblée par 1 gramme et même 2 par jour. Il ajoute qu'il est arrivé à en faire supporter facilement 8 à 9 grammes par jour, et que presque tous ses malades arrivent, au bout de quelques jours, à en ingérer 5 et 6 grammes. Il paraît que M. Ricord a ensuite un peu modifié sa méthode; car dans un dernier mémoire, qu'on trouve encore dans le *Bulletin général de thérapeutique* (septembre 1842), il dit qu'une expérience étendue lui a appris qu'on a rarement besoin de dépasser 3 grammes par jour pour arriver au maximum à 6 grammes. Mais plusieurs praticiens sont aujourd'hui bien plus hardis et ils osent en prescrire des quantités beaucoup plus fortes. M. Ricord fait prendre le sel iodique en 3 doses chaque jour et il le donne chaque fois dans de la tisane de saponaire ou de houblon. Il l'emploie encore beaucoup dans du sirop de salsepareille. Il en fait dissoudre 16 grammes dans 500 grammes de ce sirop, et il en conseille depuis

3 jusqu'à 12 cuillerées à bouche par jour. Dans les cas où il y a combinaison de symptômes syphilitiques secondaires et tertiaires , M. Ricord prescrit le proto-iodure de mercure , en même temps que l'iodure de potassium.

Je n'indiquerai point ici les doses auxquelles les médecins de Paris donnent le remède qui nous occupe ; je ne parlerai que de la méthode de M. Devergie , médecin de l'hôpital St-Louis , parce qu'il en fait prendre bien moins que la plupart de ses confrères : il en ordonne 25 centigrammes , répétés trois fois par jour, et il n'en prescrit jamais plus d'un gramme dans un jour. Ce n'est que dans des cas extrêmement rares qu'il est allé jusqu'à 15 décigrammes. Mais M. Devergie prescrit , en même temps que l'iodure de potassium , des pilules de sublimé avec un peu d'extrait d'opium. Ce n'est que quand le malade a déjà fait un traitement mercuriel complet qu'il s'abstient des pilules de sublimé (1).

J'administre presque toujours, dans le début, l'iodure de potassium à plus faibles doses que M. Ricord et que la plupart des médecins que je viens de citer. Je n'en donne presque jamais plus de 20 à 25 centigrammes en commençant , et je partage toujours cette dose en deux prises. Quelquefois même , quand je craignais que le remède ne fût pas toléré , quand les voies gastriques paraissaient irritées j'ai commencé par 5 et 10 centigrammes. Mais alors j'augmentais la dose tous les jours. Quand je commence par 25 centigrammes , je double

(1) *Bulletin général de thérapeutique* , avril 1844 ; pag. 252-256.

cette dose tous les trois ou quatre jours. Quand je suis parvenu à 1 gramme, si je vois que les symptômes s'amendent, je continue ainsi pendant plusieurs jours et ensuite j'augmente peu à peu jusqu'à 15 décigrammes ou 2 grammes. Souvent je m'en tiens à ces doses jusqu'à la fin du traitement; assez fréquemment je vais à 3 grammes et bien rarement à 4. Je n'ai observé que deux femmes, d'un tempérament lymphatique, dont l'état cachectique était tellement prononcé et les symptômes tellement rebelles, que j'ai été obligé de pousser la dose jusqu'à 7 et 8 grammes par jour. Mais ce sont là des cas exceptionnels qui ne se présentent que très-rarement, et je pense qu'on ne doit donner des doses aussi élevées qu'à des malades que l'on peut voir tous les jours, afin d'observer avec soin les effets du remède et de le suspendre s'il n'est plus toléré.

Je crois qu'il est très-essentiel de commencer par une petite dose. Si l'on a observé quelquefois des accidents, c'est toujours parce que, dans les premiers jours, on a fait prendre une trop grande quantité du remède ou parce qu'on a doublé tout-à-coup une dose déjà forte. J'ai vu un monsieur, âgé de 60 ans et d'un tempérament sanguin, atteint d'une maladie étrangère à la syphilis, auquel un médecin ordonna, pour le début, 1 gramme d'iodure de potassium par jour. Il fut pris d'un gonflement érysipélateux considérable de la face. Huit jours après, il reprit la même dose; le même symptôme se manifesta, mais à un moindre degré. J'ai observé, comme je l'ai dit plus haut, une malade qui n'a jamais pu supporter plus de 25 centigrammes du remède, malgré les précautions dont j'ai usé. N'aurait-elle pas éprouvé de violents accidents si on lui en avait administré 1 ou 2 grammes dès le début. D'ailleurs, à quoi bon faire prendre de grandes quantités d'un remède actif, si de petites doses peuvent suffire ? Quand l'iodure de potassium a guéri mes malades , j'ai presque constamment observé qu'ils éprouvaient une amélioration très-grande avant que la dose eût été portée à 1 gramme , après avoir commencé par 25 centigrammes. Il eut donc été bien inutile de débuter par 1 gramme. Je n'en donne 50 centigrammes le premier jour que quand il y a urgence. Il m'a paru que quelquefois les femmes d'un tempérament lymphatique supportaient bien mieux les fortes doses d'iodure que les hommes. Cependant, comme je n'ai pas pu suivre , avec la même exactitude, les hommes que j'ai traités que les femmes que je voyais tous les jours à l'Antiquaille , je ne puis donner, à ce sujet, que des conjectures sans rien affirmer de positif.

Quand je prescris moins de 2 grammes d'iodure chaque jour, je partage cette quantité en deux prises. Quand j'en donne davantage, je la divise en trois fois. Je fais toujours prendre ce remède dans un verre ou deux de tisanne mucilagineuse (1) ; on diminue ainsi son action irritante sur l'estomac. La tisanne que je préfère est composée avec 2 grammes de salep et 15 grammes de gomme arabique, que l'on fait bouillir dans six verres d'eau. Souvent aussi à l'Antiquaille je donne l'iodure dans de la tisanne commune d'orge et de chiendent. Dans cet hos-

(1) Quand on donne de fortes doses d'iodure de potassium , il est essentiel de l'étendre dans une plus grande quantité de véhicule;

pice je fais dissoudre la quantité que je prescris dans 60 grammes d'eau distillée, et on la mélange dans la tisanne au moment de la prendre. Je ne donne ordinairement le sel iodique dans la tisanne sudorifique ou dans le sirop de Cuisinier, que quand les voies gastriques sont dans un très-bon état.

Dans les ulcères de la gorge, je ne manque jamais de prescrire un gargarisme iodé : sans cela la guérison serait plus longue. Celui que j'emploie le plus souvent, est composé de 60 centigrammes d'iodure de potassium, 2 grammes de teinture d'iode et 140 grammes d'eau distillée. On touche les ulcérations du gosier avec un pinceau de charpie imbibé de ce mélange; on en introduit aussi dans les fosses nasales quand il y a ozène. Enfin, il doit aussi servir pour laver les ulcères qui existent à la surface du corps; il ôte la fétidité de l'ozène, tout aussi bien que le chlorure d'oxyde de sodium.

J'ai rarement donné le proto-iodure de mercure concurremment avec l'iodure de potassium, comme le fait M. Ricord. Dans les cas où les préparations hydrargyriques me paraissent convenir en même temps que le sel d'iode, je préfère avoir recours au sirop de deuto-iodure de mercure ioduré de M. Boutigny. Je ne combine l'iodure de potassium avec l'opium que quand il y a nécessité de le faire ; autrement je préfère le donner seul.

On doit continuer l'iodure de potassium pendant quelque temps après que les symptômes ont disparu ; autrement on aurait lieu de craindre de les voir reparaître. On doit se guider, sur ce point, d'après la gravité des accidents, la longueur du temps qu'il a fallu pour les faire disparaître et la manière dont le malade supporte le remède. En général, je l'ai fait prendre pendant six semaines ou deux mois et demi. Dans les cas dont Wallace nous a transmis l'histoire dans ses leçons, il le donnait pendant 45 à 60 jours. Il cite, dans sa onzième leçon, le fait curieux d'un individu atteint de syphilide pustuleuse ulcérée, avec ulcération aux amygdales et douleurs ostéocopes qui, après avoir obtenu un soulagement très considérable au bout de douze jours de traitement, cessa tout-à-coup tous les remèdes. Il revint au bout de 27 jours dans un état déplorable ; non-seulement les mêmes symptômes étaient revenus avec plus d'intensité, mais encore de nouveaux s'étaient manifestés, entre autres une hydropisie de l'articulation du genou. L'iodure de potassium fut repris et le malade guérit très-bien. M. Ricord recommande de continuer longtemps l'iodure de potassium après la disparition du symptôme tertiaire quel qu'il soit, afin d'opérer plus sûrement dans l'économie la modification nécessaire pour prévenir les récidives. D'ailleurs, comme l'a fort bien fait observer M. Ricord, on n'a aucun inconvénient à continuer un remède qui active, de la manière la plus énergique, les fonctions digestives et augmente l'appétit et l'embonpoint de ceux qui en font usage ; mais malheureusement on ne trouve pas toujours des malades qui veuillent, sur ce point, s'en rapporter à l'avis de leur médecin.

Quand on donne toujours la même dose d'iodure de potassium sans l'augmenter et que cette dose est trop petite, souvent il arrive que les symptômes, après avoir d'abord diminué d'intensité, restent ensuite stationnaires ou même vont en augmentant, quoique le remède soit pris pendant long-temps. Ainsi je l'avais administré

en 1842, à un malade atteint de tubercules sous-cutanés ulcérés à la jambe, à la dose de 25 centigrammes
par jour. Le malade cessa de me consulter et prit la même dose pendant deux mois. Il revint ensuite et me dit
que ses ulcères avaient beaucoup diminué après huit
jours de traitement, mais qu'ils s'étaient ensuite empi-
rés. J'observai à ce malade qu'il avait manqué à la re-
commandation que je lui avais faite de venir me retrouver au bout de quelques jours. Je lui prescrivis le sirop
de deuto-iodure de mercure ioduré de Boutigny, qui le
guérit.

Lorsque les voies gastriques sont irritées, on doit
chercher à calmer cette irritation avant d'employer l'iodure de potassium. On y parvient ordinairement à l'aide
des boissons mucilagineuses et des cataplasmes laudanisés sur l'épigastre; le lait d'ânesse est aussi pour cela un
excellent moyen. Cependant j'ai remarqué que souvent
chez les individus atteints d'affections syphilitiques graves, l'irritation des voies gastriques n'est qu'apparente
et que les préparations d'iode sont bien supportées,
pourvu qu'on les donne à très-faible dose en commençant.
J'en ai observé un exemple bien remarquable en 1840,
chez une femme qui était atteinte de symptômes syphilitiques les plus formidables (destruction complète du
nez et larges ulcérations à la face avec douleurs ostéocopes). A l'aide des préparations mercurielles j'avais
considérablement amendé ces divers symptômes, mais
il restait des ulcères profonds aux lèvres qui ne pou-
vaient se cicatriser; en outre, la malade avait une vive
douleur épigastrique avec la langue très rouge, et elle
ne pouvait supporter aucun aliment. J'ordonnai le proto-

iodure de fer à la dose de 5 centigrammes par jour, craignant beaucoup qu'il ne fût pas toléré. Il le fut cependant;j'ai pu le donner peu à peu jusqu'à 1 gramme et la malade guérit. Comme l'iodure de potassium augmente presque toujours l'appétit, on ne doit pas soumettre ceux qui le prennent à une diète sévère ; on doit seulement les nourrir avec des aliments d'une facile digestion. Si, après que les accidents syphilitiques ont cédé, il existe encore de la toux, des douleurs épigastriques, de la fréquence dans le pouls, le lait d'ânesse sera le meilleur moyen pour rétablir la santé. Enfin, si l'iodure de potassium fatiguait trop l'estomac ; on pourrait aussi le donner en lavement. Je ne l'ai jamais administré de cette manière, mais on en trouve des exemples suivis de succès dans les *Annales des maladies de la peau et de la syphilis*, de M. Cazenave, tom. 1, pag. 220.

Je ne connais rien qui ait été écrit jusqu'ici sur la proportion des récidives qu'on observe après les guérisons obtenues par l'iodure de potassium. Wallace se contente de dire qu'elles sont moins fréquentes qu'après l'emploi du mercure. M. Ricord garde le silence à ce sujet. Pour moi, sur tous les malades que j'ai traités, j'ai observé cinq fois des récidives. Mais les nouveaux accidents survenus ont eu bien moins de violence que ceux que j'avais guéris auparavant, et l'iodure de potassium, administré une seconde fois, en a triomphé avec beaucoup de facilité et de promptitude, quoique donné à petites doses. Dans le temps où j'employais le proto-iodure de fer, j'ai observé deux fois des rechutes chez les sujets qu'il avait guéris. Au reste, je dois dire que je n'ai pas revu tous les malades que j'ai traités par les préparations d'iode et qu'il est possible qu'un plus grand nombre aient éprouvé de nouveaux symptômes. En outre, plusieurs des individus que j'ai guéris l'ont été depuis trop peu de temps pour qu'ils aient pu retomber dans leur ancien état (1).

Les sujets chez lesquels j'ai observé des récidives, étaient tous atteints d'affections syphilitiques extrêmement graves. Quand on combat avec le mercure des maladies aussi intenses et aussi invétérées, on échoue le plus souvent, ou quand on réussit on observe des rechutes bien plus fréquentes encore. Mais si l'on considère que l'iodure de potassium réussit avec la plus grande promptitude chez des malades qui ont pris sans succès et à plusieurs reprises diverses préparations hydrargyriques, qui souvent ont agravé leurs symptômes; si l'on considère, en outre, que les personnes guéries par le nouveau remède reprennent de suite leur appétit, leur fraîcheur et leur embonpoint, ce qui n'avait pas lieu après l'emploi du mercure, on est forcé d'avouer que la découverte d'un médicament qui produit des effets aussi prompts et aussi salutaires dans des cas où précédemment la médecine échouait presque toujours, est un immense bienfait pour l'humanité. Je termine ici mes considérations préliminaires et je commence l'exposition des principaux faits pratiques que j'ai observés.

______

(1) Je n'ai observé des récidives que chez des femmes traitées à l'Antiquaille. L'une d'elles avait pris l'iodure de potassium pendant longtemps et à très fortes doses ; trois autres avaient subi un traitement qu'on pouvait regarder comme suffisant. La cinquième n'avait eu qu'un traitement incomplet, parce qu'elle supportait mal le remède.

PREMIÈRE OBSERVATION.

Ulcères à la racine du nez , suite de carie de ses os ; perforation du
palais ; administration de l'iodure de potassium ; guérison.

Françoise Ch... , lingère , âgée de 28 ans , d'un tempérament sanguin , bien constituée , mariée depuis dix
ans, entra à l'hospice de l'Antiquaille le 16 février 1841.
Cette femme rapporte que son mari lui communiqua des
chancres à la vulve , il y a sept à huit ans; ces chancres
guérirent après deux mois de traitement. Deux ans après
elle éprouva de fréquentes céphalalgies avec enchifrenement. On l'a crut d'abord atteinte d'un polype ; mais on
vit bientôt après que les os propres du nez étaient cariés;
cet organe rendit un pus fétide , et il en sortit plusieurs
esquilles. Des ulcères s'étant manifestés à la racine du
nez , on y appliqua la pâte arsenicale qui n'amena pas
d'amélioration. Un autre médecin ayant été consulté , fit
prendre à la malade des pilules de sédillot et toucha les
ulcères avec une solution de deuto-chlorure de mercure.
La guérison se fit long-temps attendre; enfin la cicatrisation eut lieu. Après neuf mois d'une guérison apparente,
cette femme commença à éprouver des douleurs lanci-
nantes dans le nez, qui rendit bientôt un pus fétide et du
sang ; des ulcères se manifestèrent de nouveau à sa racine ; il en sortit plusieurs esquilles ; leur caractère
s'agrava de plus en plus.

La femme Ch... , à son entrée à l'hospice de l'Antiquaille , présente l'état suivant : La racine du nez est
très gonflée et rouge , et offre un aspect repoussant; il
y existe plusieurs ulcères à bords renversés et décollés ,

fournissant une suppuration abondante ; la cloison du nez est en grande partie détruite; il existe aussi une perforation à la voûte palatine de 3 millimètres environ. Comme cette malade avait, lors de son entrée, un catarrhe pulmonaire et des douleurs à l'épigastre, je la soumis pendant un mois aux remèdes mucilagineux.

Le 15 mars, je commençai l'iodure de potassium à la dose de 20 centigrammes par jour, dont on devait prendre la moitié le matin, et l'autre moitié le soir dans un verre de tisanne de gomme et de salep. En même temps je faisais panser les ulcères avec la teinture d'iode étendue d'eau; je faisais aussi toucher avec le même mélange la perforation de la voûte palatine. J'augmentai peu à peu la dose d'iodure et, le 30 mars, on en prenait 1 gramme. A cette époque les ulcères s'étaient considérablement améliorés; ils étaient presque cicatrisés. Le 15 avril, la malade prenait 1 gramme 75 centigrammes d'iodure. Elle éprouva alors des douleurs épigastriques. Je suspendis le médicament; je fis appliquer des cataplasmes laudanisés à l'épigastre. Je repris le remède à petites doses, le 25 avril, et je le continuai jusqu'au 20 mai. Cette femme était alors complètement guérie. Je la montrai, au commencement de juin, aux élèves qui suivaient mon cours de clinique. J'ai eu occasion de la voir en 1844; elle n'a éprouvé aucune rechute; mais les cicatrices de la racine du nez offrent toujours de la difformité.

DEUXIÈME OBSERVATION.

Vaste perforation de la voûte palatine ; destruction de la cloison du
nez ; douleurs ostéocopes ; maladie durant depuis dix ans, ayant
résisté à tous les traitements mercuriels, guérie très promptement
par l'iodure de potassium.

Mme S....., âgée de 34 ans, d'un tempérament
lymphatico-sanguin, a été atteinte, en 1832, d'ulcères syphilitiques à la vulve. Depuis lors elle n'a
presque jamais cessé d'être malade : elle a eu des
symptômes consécutifs multipliés, tels que syphilide,
ulcères de gosier, douleurs ostéocopes, exostoses,
caries, ulcères sur différentes parties du corps, etc. ;
elle a fait des traitements mercuriels multipliés, a quelquefois été guérie pendant peu de temps et a toujours
eu des récidives. Depuis cinq ans elle a commencé à
éprouver un ozème avec carie des os du nez ; la voûte
palatine a été perforée. Le 15 juillet 1842, Mme S....,
offre l'état suivant : Le nez est considérablement gonflé
et rouge ; ses ailes sont ulcérées et couvertes de croûtes
brunâtres ; l'espace qui est entre le nez et la lèvre supérieure est également ulcéré ; la cloison des fosses nasales
est entièrement détruite, excepté en bas dans l'espace
d'environ 2 centimètres ; une vaste perforation de la
voûte palatine a fait communiquer les fosses nasales avec
la cavité buccale. Il s'écoule du nez un pus d'une excessive fétidité ; des douleurs ostéocopes, qui s'exaspèrent
la nuit, existent dans les os de la tête et privent la malade de son sommeil. Quand je fus consulté, le 15 juillet
1842, cette femme avait cessé, depuis peu, un nouveau

traitement mercuriel, sous l'influence duquel les symptômes n'avaient fait que s'aggraver. Comme elle venait de prendre ses règles, je ne pus commencer l'usage de l'iodure de potassium à l'intérieur. Je prescrivis un mélange de teinture d'iode 50 gouttes, iodure de potassium 1 gramme, eau distillée 200 grammes ; je dis à la malade de s'en gargariser, d'en respirer par les narines et d'introduire dans la perforation du palais et les fosses nasales de la charpie trempée dans ce mélange. Le 20 juillet, quoique la malade n'eût pas encore pris d'iodure de potassium à l'intérieur, il y avait déjà un mieux très sensible ; le nez était bien moins gonflé, il en était sorti plus de douze esquilles, et le pus qui s'en écoulait n'était presque plus fétide. L'iodure de potassium fut commencé le 20 juillet à la dose de 25 centigrammes dans de la tisane de gomme et de salep ; on devait prendre cette quantité en 2 fois ; la dose fut augmentée tous les trois jours. Le 2 août, la malade en prenait 12 décigrammes par jour. Après treize jours de traitement, le changement était étonnant : tous les ulcères étaient presque entièrement cicatrisés ; plus de fétidité dans les narines, cessation complète des douleurs nocturnes, sommeil très paisible, appétit dévorant ; la figure se colore; l'embonpoint commence à renaître. Le 22 août, guérison complète. L'iodure de potassium était donné à la dose de 2 grammes. On le continua jusqu'au 12 septembre. La plus forte dose fut de 3 grammes les derniers jours.

Mme S..., a joui de la plus parfaite santé pendant seize mois. Au commencement de 1844, elle a éprouvé les premiers symptômes d'un cancer de matrice. Quand elle me consulta le mal avait déjà fait de grands progrès;

le col de l'utérus était profondément ulcéré. Pensant que cette maladie pouvait peut-être dépendre d'une influence syphilitique, j'ordonnai de nouveau l'iodure de potassium , dont je portai rapidement la dose à 2 grammes par jour. La malade le supporta très-bien, malgré la fièvre hectique qui la consumait ; mais il ne produisit aucune amélioration ; le mal marcha rapidement vers une fin funeste.

TROISIÈME OBSERVATION.

Perforation de la voûte palatine et du voile du palais ; vastes ulcères aux pharynx et sur d'autres parties du corps ; douleurs ostéocopes ; fièvre hectique ; maladie très ancienne guérie promptement par l'iodure de potassium , après un grand nombre de traitements inutiles.

La femme P..., domestique , âgée de 39 ans, encore réglée, mais peu abondamment , éprouva en 1834, des chancres à la vulve qui se guérirent au bout de six mois à la suite d'un long traitement par les frictions mercurielles et le sirop de salsepareille. Après environ huit mois d'une santé apparente , elle eut une syphilide générale avec onglade. On lui fit prendre de la liqueur de Wan-Swieten et des bains de sublimé, pendant près d'un an. Elle eut ensuite des douleurs ostéocopes qui cessèrent pendant une grossesse. Après l'accouchement elle se porta bien durant quelques mois , à la suite desquels se développèrent de vastes ulcères , dont on voit encore des cicatrices sur ses membres. Elle fut traitée pendant près d'un an. On lui fit prendre des pilules dont elle ignore la composition et de la salsepareille ; ses ulcères se cicatrisèrent, enfin. Peu après , elle devint enceinte et eut une fausse couche. Au bout de deux mois elle fut prise de douleurs de tête les plus violentes s'exaspérant la nuit et d'ulcères au gosier. Elle fut traitée pendant six mois par un empirique et ses maux s'agravèrent toujours. Elle consulta alors un habile médecin qui , voyant l'état déplorable où elle était réduite , lui conseilla le lait d'â-nesse et un cautère au bras. Elle en éprouva du soula-gement , mais non une guérison. Elle entra alors dans un hôpital où on lui fit prendre du sirop de salsepareille. Ses maux n'ont fait que s'accroître.

Voici l'état de la femme P...., le 25 mai 1842 , épo-que de son entrée à l'Antiquaille : le voile du palais est perforé ainsi que la voûte palatine ; la cloison du nez est en grande partie détruite ; la voix est profondément al-térée ; toute la partie postérieure du pharynx est le siége d'un vaste ulcère qui fournit une grande quantité de pus. Un autre ulcère couvert d'une croûte brunâtre, se voit aussi à la lèvre supérieure et s'étend jusqu'à la racine du nez. Il en existe un autre très large et profond à la cuisse, qui parait provenir d'une tumeur gommeuse qui s'est ulcérée. Des douleurs ostéocopes très vives se font sen-tir dans les os de la tête. Le teint de la malade est très pâle ; ses règles coulent très peu ; elle est à un haut de-gré d'émaciation ; son pouls bat cent pulsations par mi-nute ; il existe des sueurs nocturnes.

Je mis cette malade à l'usage de l'iodure de potassium; le 4 juin, elle en prit 20 centigrammes ; je prescrivis en même temps un gargarisme iodé. Le 12 juin, la dose d'iodure était de 50 centigrammes. L'état de la malade était déjà bien amélioré ; les douleurs ostéocopes avaient considérablement diminué ; les ulcères avaient un bien meilleur aspect ; l'appétit était beaucoup augmenté. Les règles ayant alors paru, on suspendit le remède : on le reprit ensuite ; un grand nombre de fragments d'os sortirent par la perforation du palais. Le 4 juillet, la femme P.... prenait 12 décigrammes d'iodure. Comme il avait causé quelques coliques on l'unissait à du sirop diacode. Le 10 juillet, les ulcères du pharynx et des lèvres étaient cicatrisés ; celui de la cuisse l'était presque également. On continua le traitement jusqu'au 19 août, après l'avoir quelquefois suspendu. La malade ne prit jamais plus de 2 grammes d'iodure de potassium par jour ; elle est sortie parfaitement guérie, ayant repris de l'embonpoint et de la coloration. Je l'ai revue en juin 1844, elle se portait très bien ; la perforation du palais s'était beaucoup rétrécie.

QUATRIÈME OBSERVATION.

Ulcère ayant causé la destruction presque complète de la cloison du nez, guéri par l'iodure de potassium après plusieurs traitements qui avaient été sans succès.

La nommée G..., âgée de 29 ans, bien constituée et bien réglée, entra à l'hospice de l'Antiquaille, le 12 avril 1842. Cette fille a eu sa première maladie vénérienne à l'âge de 13 ans ; elle eut alors des chancres à la vulve qui furent guéris en deux mois, par la liqueur de Wan-Swieten et les frictions mercurielles. Elle a éprouvé ensuite une série de symptômes consécutifs qu'il serait trop long d'énumérer ici avec détail : ils ont consisté en deux syphilides, des ulcères du gosier, de vastes ulcères aux jambes dont on voit encore les cicatrices, une carie de l'omoplate, des douleurs ostéocopes, etc. ; elle a été traitée successivement par plusieurs médecins, a été dans les hôpitaux de Paris et d'autres villes. Elle a pris la liqueur de Wan-Swieten, les pilules de Sédillot, le muriate d'or, le proto-iodure de mercure, les amers, les dépuratifs, etc. ; elle a été quelquefois guérie pendant un certain temps et a éprouvé ensuite de nouveaux symptômes.

Le 12 avril 1842, cette fille offre l'état suivant : Le nez est gonflé et le siége d'une suppuration fétide abondante. Les cornets inférieurs n'existent plus ; la cloison des fosses nasales est entièrement détruite, excepté à sa partie inférieure où il n'existe presque plus que le tissu du derme de l'épaisseur d'un millimètre ; une fistule fait communiquer la bouche avec le nez en passant entre la lèvre supérieure et l'os maxillaire ; cette carie des os du nez date de cinq ans environ. La malade commença à éprouver de fréquentes épistaxis ; elle s'aperçut ensuite qu'elle mouchait un pus fétide et qu'il sortait du nez des fragments d'os.

Comme il importait de conserver le fragment qui restait encore de la cloison du nez pour éviter la difformité qui résulterait de sa destruction, je commençai de suite le traitement : je fis introduire dans les narines un mélange de teinture d'iode et d'iodure de potassium dans de l'eau distillée. Comme la malade jouissait d'une bonne santé, je donnai de suite 40 centigrammes d'iodure dans une tisane sudorifique. Au bout de huit jours, la dose était portée à 15 décigrammes. Il était déjà facile de s'apercevoir de la grande amélioration produite par le remède : les progrès du mal étaient bornés ; la suppuration était beaucoup moindre. Le 1er mai la guérison était presque complète ; le traitement, qui a été suspendu pendant l'éruption des règles, a été continué jusqu'à la fin de mai. On donnait alors 3 grammes d'iodure par jour. La portion de la cloison des fosses nasales qui n'était pas détruite a été conservée.

CINQUIÈME OBSERVATION.

Tubercules syphilitiques et ulcères sur diverses parties du corps ; périostoses ; douleurs ostéocopes. Guérison par l'iodure de potassium

M. S...., âgé de 25 ans, d'un tempérament sanguin et robuste, habitant aux environs de Lyon, vint me consulter le 5 mai 1843 ; il avait un ulcère au gosier et une syphilide papuleuse : il avait eu précédemment des ulcères à la verge et un bubon qui avaient été guéris par un traitement mercuriel qui parait avoir été insuffisant. J'ordonnai la teinture de cyanure de mercure du docteur Parent ; je fis seulement diminuer de moitié la dose d'extrait d'aconit qui entre dans la formule de ce médecin ; je prescrivis, en outre, des frictions avec la pommade du proto-iodure hydrargyrique sur les papules syphilitiques et un gargarisme avec une solution de cyanure de mercure. Il prit ces remèdes d'une manière assez irrégulière. Cependant, le 28 mai, il était guéri. Je lui conseillai de continuer quelque temps le traitement ; mais il ne le fit point. Il ne tarda pas à éprouver une

rechute : de gros tubercules syphilitiques se manifestèrent au cuir chevelu et dans d'autres parties du corps ;
quelques-uns s'ulcérèrent peu à peu ; des douleurs ostéocopes survinrent à la tête et à l'épaule, ainsi qu'une
périostose avec ulcération à la région de l'apophyse mas-
toïde du côté droit.

Tel était l'état du malade lorsqu'il vint me consulter
de nouveau, le 6 mars 1844. Je commençai l'iodure de
potassium à la dose de 30 centigrammes par jour; je fis
frictionner les tubercules avec la pommade du proto-
iodure de mercure. Le 16 mars, le malade vint me dire
que ses douleurs nocturnes avaient entièrement disparu
depuis deux jours ; le 29 mars, l'ulcère de l'apophyse
mostoïde était cicatrisé, tous les tubercules ulcérés l'é-
taient aussi depuis plusieurs jours. M. S..., fut obligé
alors de faire un voyage et de discontinuer son traitement, depuis le 6 avril jusqu'au 14 du même mois ; le
remède fut repris à cette époque et continué jusqu'au 6
mai ; j'en fis prendre pendant la dernière semaine 2
grammes par jour. J'ai appris, il y a très peu de temps,
que M. S.... continuait à se bien porter.

SIXIÈME OBSERVATION.

Perforation de la voûte palatine ; douleurs ostéocopes; ulcères à
l'omoplate et aux jambes; maladie durant depuis neuf ans. Administration de l'iodure de potassium. Guérison.

Mme C...., âgée de 32 ans, d'un tempérament nerveux, habitant une ville peu éloignée de Lyon, a eu,
pour la première fois en 1844, des symptômes syphili-

tiques ; ils consistèrent, à ce qu'il paraît , en un écoulement blennorrhagique et des chancres. Elle fut traitée par des pilules qui contenaient probablement du sublimé. Elle a eu ensuite des symptômes consécutifs au bout d'un an ; d'abord une syphilide, puis des ulcères à la gorge , puis enfin de larges ulcérations sur diverses parties du corps, dont elle conserve encore les cicatrices. Elle a subi plusieurs traitements mercuriels , a été quelquefois guérie pendant un assez long espace de temps et a vu ensuite se développer de nouveaux accidents. Au commencement de 1842, elle a commencé à avoir un enchifrenement ; elle s'est aperçue qu'elle mouchait du pus qui a acquis de la fétidité ; des fragments d'os sont aussi sortis par les narines.

Mme C.... vint me consulter le 18 avril 1843 ; elle avait une ulcération de peu d'étendue vers le milieu de la voûte palatine. Au centre de cette ulcération on voyait les os à nu ; le fragment nécrosé ne vacillait pas encore; le nez était un peu gonflé et rendait un pus fétide ; en outre, il existait des douleurs nocturnes dans les os de la tête et des jambes et les régions de l'omoplate et du bras étaient le siége de deux ulcérations de la largeur d'un écu de 5 fr. Cette dame avait beaucoup maigri, elle n'avait point d'appétit, ses digestions étaient difficiles , elle avait une petite toux et un mouvement fébrile après ses repas. Après avoir fait tant de remèdes inutiles, elle n'espérait pas une guérison. Je lui dis que j'avais tout espoir qu'elle l'obtiendrait; mais que pour cela il fallait absolument qu'elle vint s'établir environ deux mois à Lyon. Elle s'y décida. En attendant, je lui conseillai de boire beaucoup de lait et des tisanes mucilagineuses.

Cette malade étant venue séjourner à Lyon le 2 mai 1843 , je commençai de suite l'iodure de potassium à la dose de 20 centigrammes par jour dans de la tisanne de salep et de gomme ; j'ordonnai aussi un gargarisme iodé. La portion d'os nécrosé , qui appartenait aux deux os maxillaires et aux os palatins , commençait à vaciller. On fut obligé d'augmenter la dose d'iodure de potassium avec lenteur, parce qu'il fatiguait l'estomac; je le mêlai alors avec un peu de sirop diacode. Au 22 mai , la malade en prenait 1 gramme par jour ; ses douleurs nocturnes étaient alors passées depuis plusieurs jours , et les ulcères de l'omoplate et du bras étaient cicatrisés. Le 25 mai , après quelques tentatives inutiles, je pus faire l'extraction de la portion d'os nécrosé de la voûte palatine ; elle avait le volume d'une noisette ; il en résulta une perforation qui s'est oblitérée par la suite. Depuis lors le mieux fut rapide : la dose d'iodure de potassium fut augmentée ; la malade reprit de l'appétit , de la coloration et même un peu d'embonpoint. Le mouvement fébrile qu'elle avait après les repas , cessa entièrement. Le 10 juin , elle prenait 15 décigrammes d'iodure de potassium par jour. Elle voulut alors quitter Lyon. Je lui fis continuer chez elle le remède jusqu'au 24 juin , à la même dose. Je lui conseillai de prendre ensuite le lait d'ânesse pendant un mois. Elle est venue me voir au commencement d'août ; la perforation de la voûte palatine s'était oblitérée; elle jouissait d'une bonne santé , et j'ai su qu'elle s'était maintenue depuis cette époque.

SEPTIÈME OBSERVATION.

Destruction de la moitié du nez ; carie du palais ; l'iodure de potassium opère la guérison,

La veuve S... , lingère , âgée de 51 ans , d'une faible constitution , entra à l'hospice de l'Antiquaille le 9 février 1842. Elle avait une ulcération à la voûte palatine de l'étendue de 3 millimètres environ , dont il était sorti plusieurs fragments d'os. L'aile droite du nez était le siége d'une ulcération profonde qui s'étendait jusqu'à la cloison. Les bords étaient d'un rouge cuivré ; l'aile gauche du nez n'était pas ulcérée , mais elle était rouge et gonflée. La malade dit que son mal de nez datait de plusieurs années ; cet organe était souvent rouge et légèrement ulcéré ; l'ulcération s'est aggravée à la suite d'un coup. Elle prétend que l'ulcération de la voûte palatine ne date que de deux mois. Cette femme nie, de la manière la plus absolue , d'avoir jamais été atteinte de maladie vénérienne ; mais elle avoue avoir eu autrefois des pertes blanches. Malgré les dénégations de la malade , l'aspect spécial de l'ulcération du nez , sa concomitance avec une autre ulcération au palais , ne me permirent pas de douter de l'origine syphilitique de l'affection que j'avais à traiter. J'ordonnai donc la tisanne sudorifique avec le sirop de Cuisinier de troisième cuite et un gargarisme avec la liqueur de Wan-Swieten étendue d'eau. Le 28 février , environ après un mois et demi de ce traitement , l'ulcération de la voûte palatine était cicatrisée et celle du nez avait un beaucoup meilleur aspect et était bien diminuée. Vers le 25 mars, l'ulcère du nez augmenta beaucoup. Voyant que le traitement mercuriel n'avait pu triompher de cette affection, j'employai l'iodure de potassium ; mais, quoique je le donnasse à faible dose, la malade prétendait qu'il lui fatiguait l'estomac et qu'il lui faisait cracher le sang : elle alla même jusqu'à me montrer du sang dans son mouchoir. Comme elle avait toujours le pouls fréquent, je pus croire à la sincérité de ses assertions. Je mis alors en usage le chlorure d'or en frictions sur les gencives, puis je revins au sirop de Cuisinier ; mais le tout sans aucun succès. Le mal fit de grands progrès, il avait envahi les deux ailes du nez et sa cloison. Je donnai quelque temps le proto-iodure de fer, mais sans résultat avantageux ; les caustiques, employés localement, ne causèrent aucune amélioration.

Au 1er octobre, neuf mois environ après l'entrée de cette femme dans mon service, l'ulcération avait dévoré plus de la moitié de la partie cartilagineuse du nez et de sa cloison. La malade m'adressa alors les plus vives supplications, elle me pria avec instance de lui donner de nouveau l'iodure de potassium, dont elle voyait tous les jours des effets si avantageux. Elle m'avoua qu'elle l'avait regardé comme un remède dangereux, et qu'elle m'avait trompé quand elle m'avait dit qu'il lui faisait cracher le sang.

L'iodure de potassium fut donné le 1er octobre, à la dose de 20 centigrammes, dans une tisane de salep et de gomme. Le 10 octobre, j'en prescrivis 50 centigrammes. Le mieux était déjà alors très sensible ; l'ulcération offrait un beaucoup meilleur aspect et ses bords étaient

bien moins engorgés. Le 22 octobre, l'ulcère était cicatrisé, la dose du remède était de 15 décigrammes.
Comme il causa alors des douleurs épigastriques, on le
suspendit pendant quelques jours ; on le reprit ensuite,
à plus faible dose, combiné à de l'opium. La rougeur
de la cicatrice et l'engorgement disparurent entièrement;
l'iodure de potassium fut continué jusqu'à la fin de décembre à la dose de 2 grammes. La malade sortit le 16 janvier 1843, après avoir resté un an à l'Antiquaille. Je
sais qu'elle se porte encore très bien aujourd'hui.

HUITIÈME OBSERVATION.

*Vaste ulcère ayant détruit la luette et une grande partie du voile
du palais et occupant le pharynx, guéri très promptement par
l'iodure de potassium.*

La femme T..., âgée de 30 ans, d'un tempérament
lymphatique, vint me consulter avec son mari, le 18
mai 1843. Cette femme était atteinte d'un vaste ulcère
de la gorge qui avait détruit toute la luette, une grande
partie du voile du palais et qui occupait toute la face
postérieure du pharynx ; tous ces organes secrétaient un
pus très abondant. Cette femme, qui avait subi des
traitements mercuriels, était dans un état d'émaciation
extrême; son pouls battait cent dix pulsations par minute; elle avait des sueurs nocturnes colliquatives; elle ne
pouvait avaler que du lait. Je lui prescrivis un gargarisme iodé ; je lui conseillai de toucher plusieurs fois par
jour les parties ulcérées avec ce gargarisme ; j'ordonnai,
en outre, l'iodure de potassium à l'intérieur : je com-

mençai par 15 centigrammes par jour. Cette malade revint chez moi le 22 mars ; son état s'était déjà bien amélioré ; je doublai la dose du remède. Le 26 l'amélioration était beaucoup plus grande, les organes ne fournissaient plus de pus ; le 8 avril, tout était cicatrisé. Cette femme prenait alors 1 gramme d'iodure de potassium. Depuis cette époque, elle n'est pas revenue chez moi. Le pharmacien chez lequel elle prenait ses remèdes, m'a dit qu'elle les avait continués à la même dose pendant quinze jours. J'ignore si cette guérison s'est maintenue après ce traitement insuffisant.

NEUVIÈME OBSERVATION.

Tubercules ulcérés à la face faisant de grands progrès et s'aggravant par le traitement mercuriel ; l'iodure de potassium les guérit rapidement.

Marguerite Ar..., âgée de 26 ans, fille publique, ayant eu précédemment un grand nombre de maladies vénériennes, entra à l'hospice de l'Antiquaille le 4 juin 1841 ; elle avait un ulcère à la fourchette et à la petite lèvre droite ; en outre, la face était le siége de plusieurs tubercules syphilitiques du volume d'un gros pois, d'un rouge cuivré. Il y en avait deux au nez, un autre à l'angle extérieur de l'œil, et un autre encore plus volumineux derrière l'apophyse mostoïde. Voyant ces symptômes primitifs joints à des accidents secondaires, j'administrai le sirop de Cuisinier avec addition de sublimé. Il ne produisit aucun bon effet ; peu à peu les tubercules s'ulcérèrent ; on continua le sirop de Cuisinier ; les ulcères de la face prirent un mauvais aspect ; celui qui était à l'angle de l'œil fut bientôt large comme un écu de 5 fr. et dévorait une partie de la paupière, qui était très œdématiée ; l'œil lui-même était très rouge. Les ulcères de la lèvre avaient presque autant d'étendue ; enfin celui qui était derrière l'oreille, après avoir détruit tout le tissu cellulaire creusait jusqu'aux muscles. Tel était l'état de la malade vers le 15 juillet, quarante jours après son entrée à l'hospice.

Voyant ces symptômes qui s'agravaient par les préparations mercurielles, j'eus recours à l'iodure de potassium. Je commençai le 20 juillet, par 25 centigrammes par jour, dans une tisane de salep et de gomme ; je fis laver les ulcères avec la teinture d'iode étendue d'eau. Au bout de six jours, les ulcères avaient cessé de faire des progrès, la suppuration était beaucoup moindre ; ils n'étaient plus douloureux. J'augmentai peu à peu l'iodure ; le 1er août, la malade en prenait 1 gramme. Les ulcères avaient déjà beaucoup diminué d'étendue. Le 12 août l'iodure de potassium était porté à 2 grammes ; tout était alors cicatrisé. Je continuai à la même dose jusqu'à la fin d'août. La malade était très bien guérie ; elle avait un appétit considérable ; son aspect était entièrement changé.

DIXIÈME OBSERVATION.

Syphilide tuberculeuse ; ulcères de la gorge ; ulcères des jambes ;
fièvre hectique avec grand dépérissement ; emploi de l'iodure de
potassium. Guérison.

Amélie S... , couturière , âgée de 25 ans , d'un tempérament lymphatique , a eu , au commencement de
1843 , des chancres et un bubon qui a suppuré. Après
leur guérison elle a été prise d'ulcères de la gorge et de
syphilide tuberculeuse à la face, à la poitrine et au bras.
Un traitement mercuriel a été administré et, pendant son
emploi , la santé s'est détériorée de plus en plus ; une
toux violente est survenue accompagnée de fièvre hectique et de sueurs colliquatiques. C'est dans cet état
qu'Amélie S... , est entrée à l'hospice de l'Antiquaille
le 18 février 1844. Son teint est pâle et défait ; il existe
un amaigrissement très grand ; les règles n'ont pas paru
depuis plusieurs mois; la toux s'accompagne de crachats
qui paraissent purulents ; le pouls est petit , fréquent ;
la face est le siége de quelques tubercules; on en voit aussi
quelques-uns au col et aux membres ; aux amygdales et
au voile du palais existent des ulcères superficiels.
Voyant l'état profond de détérioration de cette malade ,
je la mis à l'usage du lait et des boissons mucilagineuses;
je fis couvrir les tubercules de sparadrap de Vigo , et
j'ordonnai un gargarisme avec le cyanure de mercure.
Après un mois et demi de ce traitement , les ulcères de
gosier s'étaient améliorés et les tubercules s'étaient af-
faissés , mais l'état cachectique était toujours le même;
la fièvre lente existait toujours.

Au commencement d'avril , j'appris que la malade avait aux bras et aux jambes plusieurs ulcères , les uns de la dimension d'une pièce de 5 fr. , les autres de celle d'une pièce d'un franc. Ces ulcères étaient creux et couverts d'une croûte brunâtre et épaisse ; elle m'en avait caché jusque-là l'existence. Dès-lors je n'hésitai plus à la soumettre au traitement par l'iodure de potassium. Je commençai par 10 centigrammes divisés en 2 prises dans de la tisane de gomme et de salep. Le remède fut bien supporté et ne tarda pas à produire de l'amélioration. Au bout d'un mois, les ulcères des jambes et de la gorge étaient cicatrisés ; l'appétit était excellent , la fièvre lente n'existait presque plus ainsi que la toux. La malade ne prenait cependant encore qu'un gramme d'iodure de potassium par jour. Le remède fut encore continué pendant un mois environ ; sa dose fut peu à peu portée à 2 grammes. Amélie S.... sortit guérie le 5 juin 1844 ; elle avait repris de l'embonpoint et ses règles avaient reparu depuis quinze jours ; elle conservait cependant encore un peu de fréquence dans le pouls. Je l'ai revue au bout de quatre mois , elle se portait très bien.

ONZIÈME OBSERVATION.

Vastes ulcères sur tout le corps avec pustules d'ecthyma ; douleurs ostéocopes ; ulcères à la gorge ; fièvre hectique avec dépérissement extrême. Guérison par le sirop de Cuisinier de troisième cuite et le proto-iodure de fer. — Récidive au bout de quelques mois ; nouveau traitement par l'iodure de potassium ; guérison.

La femme S...., âgée de 40 ans, entra à l'hospice de l'Antiquaille, le 25 août 1841, présentant l'aspect le plus hideux que puisse offrir la syphilis. Les bras et la poitrine étaient tous couverts de larges pustules d'ectyma dont plusieurs étaient ulcérées. Un large ulcère, couvert d'une croûte brunâtre, remplissait l'espace qui est entre la lèvre et le nez ; le cuir chevelu et le col étaient aussi le siége de pustules; il y avait des ulcères aux amygdales et un tubercule sous-muqueux à la base de la luette ; le dos et le ventre avaient les mêmes pustules que les bras et la poitrine ; les deux jambes et les deux cuisses étaient couvertes de vastes ulcérations, dont quelques-unes avaient la largeur de la main. Des douleurs ostéocopes privaient la malade de son sommeil ; une fièvre hectique, accompagnée de sueurs colliquatives, l'avaient réduite dans le plus grand état de marasme ; elle pouvait à peine faire quelques mouvements dans son lit. Cette femme avait eu des symptômes primitifs quatorze mois auparavant. Depuis six mois ses règles avaient cessé de couler; elle avait pris des bains sulfureux, mais ne paraissait pas avoir subi de traitement mercuriel.

Je mis pendant un mois cette malade aux boissons mucilagineuses et au lait. Je fis panser ses vastes ulcères avec une pommade dans laquelle entraient une légère dose de calomel et d'opium. Comme je n'avais pas encore employé bien souvent à cette époque l'iodure de potassium, je ne la soumis pas à son usage ; je lui fis prendre 12 grammes par jour de sirop de Cuisinier de troisième cuite, avec un peu de sirop diacode, et j'en augmentai peu à peu la dose. Un mois après, son état était amélioré ; l'étendue des ulcères avait diminué. Au bout de deux mois, elle pouvait un peu se lever de son lit. Quelques bains de sublimé qui furent alors administrés, eurent l'effet le plus salutaire. Tout à coup, vers la fin de novembre, l'amélioration cessa. Les pustules d'ectyma avaient bien en grande partie disparu, mais quelques-uns des ulcères refusaient de se cicatriser entièrement ; le tubercule sous-muqueux qui était à la base de la luette, s'agrandissait toujours ; ses bords étaient décollés ; le sirop de Cuisinier de troisième cuite n'était plus supporté ; la malade avait du dégoût ; ses aliments n'étaient pas digérés ; la langue était rouge. Ce fut alors qu'après avoir suspendu tout remède pendant quelques jours, je mis cette femme à l'usage du proto-iodure de fer. On commença par 5 centigrammes et l'on alla peu à peu jusqu'à 12 décigrammes. Son effet fut des plus prompts ; la malade prit de la coloration et de l'embonpoint ; ses règles reparurent ; tous les ulcères se cicatrisèrent, et elle sortit de l'Antiquaille complètement guérie, le 22 février 1842.

Cette femme se porta très bien pendant près de huit mois ; elle put même, au mois de juillet, faire trois lieues à pied pour venir me consulter pour une douleur rhumatismale à l'articulation du coude. Mais ayant habité à la campagne une chambre très humide à un rez-de-chaussée, elle fut prise, au milieu d'octobre, de douleurs au gosier avec ulcération. Ce mal fit des progrès très rapides. Cette femme entra de nouveau à l'Antiquaille, le 12 novembre 1842. A cette époque, la luette était entièrement détruite; une partie du voile du palais l'était également; la partie postérieure du pharynx était aussi largement ulcérée. J'administrai de suite l'iodure de potassium à l'intérieur et un gargarisme iodé. Le soulagement fut très prompt; la dose du remède fut peu à peu portée à 2 grammes, et la femme S..., sortit guérie, le 12 janvier 1843. J'ai eu occasion de la voir six mois après; elle se portait bien.

DOUZIÈME OBSERVATION.

Vaste ulcère au pharynx avec destruction du voile du palais chez une femme qui n'avait jamais pris de mercure ; l'iodure de potassium est administré ; guérison.

La veuve G.., âgée de 60 ans, vint me consulter au commencement d'avril 1844 ; elle était atteinte d'un vaste ulcère qui avait détruit tout le voile du palais et la luette et qui s'étendait sur toute la face postérieure du pharynx. Toutes ces parties étaient le siége d'une suppuration très abondante. Cette femme avait beaucoup de peine à proférer quelques paroles. Depuis longtemps elle ne pouvait avaler que du lait et quelques soupes féculentes. Je lui annonçai qu'elle était atteinte d'une maladie vénérienne et qu'elle pouvait guérir. Elle me fit les dénégations les plus absolues ; me dit qu'elle n'avait jamais eu d'affections semblables, qu'elle était veuve depuis plusieurs années, qu'elle n'espérait aucune guérison , qu'elle demandait seulement , s'il était possible , quelque soulagement à ses maux. Un médecin , trompé sans doute par ses dénégations , s'était borné à cautériser les parties ulcérées avec le nitrate d'argent, sans avoir recours aux anti-syphilitiques. Ayant interrogé cette femme, elle m'avoua cependant qu'elle avait eu quelquefois, une quinzaine d'années auparavant, des pertes blanches , et qu'elle avait aussi ressenti des douleurs profondes pendant la nuit dans la tête et dans les membres. On lui avait dit que c'était une affection rhumatismale. Je prescrivis de suite l'iodure de potassium à la dose de 20 centigrammes par jour. Je le faisais prendre dans du sirop de Cuisinier étendu d'une tisanne mucilagineuse. J'ordonnai en même temps un gargarisme iodé et je recommandai à la malade de toucher plusieurs fois par jour les parties ulcérées avec un pinceau trempé dans ce gargarisme. La dose de l'iodure fut augmentée peu à peu ; il fatigua quelquefois l'estomac. J'y faisais ajouter alors un peu de sirop diacode. Au bout de huit jours, le changement était déjà très notable ; la suppuration était beaucoup moindre et la déglutition était bien plus facile. Au bout de quinze jours on voyait partout s'élever des bourgeons charnus sur les surfaces du vaste ulcère. Au bout d'un mois tout était cicatrisé. La malade ne prenait cependant qu'un gramme 25 centigrammes d'iodure par jour. On fut quelquefois obligé de le suspendre. Le traitement fut continué pendant deux mois. Aujourd'hui la malade se porte très bien , elle a bon appétit, mais elle a beaucoup de difficulté à manger parce que les aliments et les boissons entrent dans les fosses nasales ; elle a aussi la voix très altérée.

TREIZIÈME OBSERVATION.

Ulcère profond à la jambe pénétrant jusqu'au tibia, guéri par l'iodure de potassium.

M. F... , âgé de 40 ans, d'un tempérament lymphatique, ayant eu précédemment des chancres, était atteint, depuis près d'un an , d'un ulcère de la largeur d'une pièce de 5 francs à la partie antérieure de la jambe, à trois travers de doigt au-dessous du genou ; cet ulcère était creux , taillé en bizeau, à bords décollés ; il pénétrait jusqu'au tibia . M. F... , avait aussi des ulcères au gosier. Il avait fait des traitements mercuriels très incomplets et avec beaucoup de négligence. Il avait aussi pris l'iodure de potassium pendant quinze jours , ce qui avait beaucoup amélioré son état ; mais ayant cessé le remède et ayant beaucoup marché , le mal était revenu. Le sieur F... me consulta, pour la première fois , le 9 juillet 1844. Les voies gastriques étant en bon état , je prescrivis de suite 50 centigrammes d'iodure par jour. Je fis panser l'ulcère avec le cérat opiacé et le vin aromatique au tannin. L'amélioration fut un peu lente ; le 2 août , l'ulcère était beaucoup moins étendu , mais pas encore cicatrisé. Je poussai peu à peu l'iodure à 3 grammes par jour, puis à 3 grammes 50 centigrammes. La cicatrisation ne fut complète que vers la fin d'août. Le malade ayant continué à marcher pendant tout le temps de son traitement , sa guérison a dû être plus lente.

QUATORZIÈME OBSERVATION.

Syphilide tuberculeuse perforante générale ; douleurs ostéocopes ;
dépérissement extrême ; l'iodure de potassium , donné à très
hautes doses , opère la guérison. — Récidive au bout de quelques mois ; douleurs ostéocopes et hydrarthroses ; guérison nouvelle par l'iodure de potassium administré à beaucoup plus faibles
doses que la première fois.

Claudine J... , repasseuse , âgée de 32 ans , d'un tempérament lymphatique , fut atteinte , en avril 1842 ,
d'ulcères aux parties génitales , qui furent guéris par
des cautérisations et des pilules mercurielles. Trois mois
après la guérison , il survint une syphilide tuberculeuse
sur tout le corps qui fut traitée par les tisannes sudorifiques , la liqueur de Van-Swieten, le sirop de Cuisinier
de troisième cuite, etc. Les voies gastriques ne tardèrent
pas à s'irriter ; il survint de la toux, une fièvre hectique,
les règles cessèrent de couler et la syphilide , au lieu de
s'amender, augmenta de plus en plus.

Entrée à l'hospice de l'Antiquaille , le 18 avril 1842 ,
Claudine J... , offre l'état le plus déplorable : de larges
tubercules ulcérés existent sur toute la surface du corps;
on en remarque au front , à la joue , derrière les oreilles,
qui ont l'étendue d'une pièce de 2 francs; les uns sont
couverts de croûtes épaisses, d'autres laissent exuder un
pus séreux abondant ; leurs bords sont taillés à pic et
décollés ; ils pénètrent très profondément; les ulcérations les plus vastes siégent à la jambe gauche ; cette affection offre l'aspect de la syphilide tuberculeuse perforante de M. Cazenave. La malade est dans l'état cachec-

tique le plus prononcé ; ses ulcères sont très douloureux ; dans les bains ils répandent du sang ; impossibilité de sortir du lit ; toux, douleurs épigastriques, langue rouge, cessation des règles depuis cinq mois, fièvre hectique, amaigrissement extrême, teint livide et terreux, douleurs nocturnes dans les membres qui causent une insomnie opiniâtre.

Après avoir soumis cette malade aux boissons mucilagineuses, au lait, aux potions opiacées pendant un mois, je lui donnai l'iodure de potassium à la dose de 10 centigrammes par jour en commençant ; je portai peu à peu la dose à 1 gramme. Il y eut alors de l'amélioration. Arrivé à 3 grammes, l'état de la malade resta stationnaire. Je pensai alors que le proto-iodure de fer conviendrait mieux à cause de l'aménorrhée et de l'état profondément cachectique du sujet. Je fus trompé dans mon attente. Pendant l'administration de l'iodure de fer, qui fut donné à 1 gramme par jour, les ulcères prirent plus d'étendue et redevinrent douloureux. Je repris alors l'iodure de potassium. Comme l'état des ulcères était resté stationnaire quand je le donnais à 3 grammes, j'en portai la dose plus haut. Arrivé à 4 grammes par jour, je vis que la malade le supportait bien et que son état s'améliorait un peu. J'augmentai toujours et j'en donnai jusqu'à 7 grammes par jour. J'obtins la cicatrisation de tous les ulcères. La malade reprit ses règles, qui avaient cessé depuis un an et sortit de l'Antiquaille dans un état assez satisfaisant.

Claudine J..., ayant été exposée à l'humidité et au froid, fut prise de douleurs très vives dans les articulations. Elle entra à l'Hôtel-Dieu de Lyon, où on lui donna l'extrait d'aconit. Elle en sortit beaucoup soulagée et rentra à l'hospice de l'Antiquaille, le 22 août 1844. Elle présentait alors des douleurs nocturnes dans les os de la tête, un seul tubercule couvert de croûte au bras, de l'étendue d'une pièce de 50 centimes, plus une hydrarthose de l'articulation du poignet et du pied. Je doutai d'abord de la nature syphilitique de ces divers symptômes : j'employai les vésicatoires, les fumigations, les bains de vapeur, mais sans succès. J'eus recours alors à l'iodure de potassium. Je commençai, le 27 septembre, à la dose de 50 centigrammes ; le 4 octobre, on en prenait 15 décigrammes. Les douleurs nocturnes de la tête avaient déjà disparu. Le 8 octobre, iodure de potassium, 17 décigrammes ; l'hydrarthrose du poignet et celle du pied ont beaucoup diminué. 15 octobre, iodure de potassium 2 grammes ; les hydrarthroses ont disparu ; la malade a beaucoup d'appétit. Le traitement a été continué jusqu'au 1er décembre; la malade est sortie de l'Antiquaille le 10 du même mois. A cette époque ses règles n'avaient pas encore reparu.

QUINZIÈME OBSERVATION.

Syphylide tuberculeuse perforante faisant de grands ravages dans toutes les parties du corps ; vastes ulcères au gosier ; douleurs ostéocopes ; toux ; fièvre hectique ; dernier degré de dépérissement. Guérison par l'iodure de potassium donné à très hautes doses.

Jeannette V...; fille publique, d'un tempérament lymphatique, âgée de 18 ans, ayant déjà eu deux fois des chancres primitifs, entra à l'hospice de l'Antiquaille, le 16 mars 1843 , atteinte de tubercules plats à la vulve et·d'une vaginite. Les tubercules plats cédèrent à des lotions chlorurées, des pansements avec le cérat auquel on ajoutait du calomel et à des bains de siége avec du sublimé. La vaginite fut plus rebelle. Après sa guérison , des ulcères se manifestèrent au gosier. J'ordonnai le sirop de Cuisinier de troisième cuite et un gargarisme avec une solution de sublimé, puis avec une solution de cyanure de mercure. Ce traitement , quoique continué pendant deux mois, n'amena que peu d'amélioration, et je fus obligé de le suspendre parce qu'il survint des douleurs d'estomac. A cette époque , une syphilide tuberculeuse se manifesta sur tout le corps et, peu après son apparition , la malade s'étant exposée à un courant d'air froid un jour de pluie , fut prise d'une toux catarrhale qui résista aux opiacés , aux vésicatoires et à tous les remèdes employés; il survint une fièvre hectique avec sueurs colliquatives et émaciation extrême. En même temps les tubercules , dont toute la surface du corps était le siége, prirent un volume considérable; ceux de la face surtout , étaient larges , adhérents au derme , dans lequel ils paraissaient pénétrer profondément; plusieurs se couvrirent de croûtes ou s'ulcérèrent; les ulcères du gosier prirent aussi un grand accroissement; la luette fut détruite, le voile du palais envahi ; on y voyait, ainsi qu'au pharynx , quelques tubercules sous-muqueux ulcérés; des douleurs ostéocopes dans les membres survinrent pareillement.

Au commencement d'août, Jeannette V... , était dans l'état le plus déplorable : un grand nombre de tubercules s'étant ulcérés avaient profondément détruit les tis-

sus où ils siégeaient, tant en surface qu'en profondeur. Il
existait un ulcère profond à la joue, de la largeur d'un
écu de 5 francs ; il en existait de semblables derrière
l'oreille, à l'angle externe de l'œil, au-dessous de la mâ-
choire inférieure et au col ; ceux des membres étaient
encore plus vastes ; ils fournissaient tous une suppuration très abondante ; les règles étaient supprimées depuis
deux mois. La fièvre hectique, avec les sueurs nocturnes, avaient réduit la malade au degré le plus affreux
de marasme et de faiblesse ; elle ne pouvait plus sortir
du lit, à cause de la douleur que causaient les tubercules
ulcérés ; l'appétit était nul et les aliments n'étaient pas
supportés.

L'existence de la toux, qui avait résisté aux traitements employés depuis plusieurs mois, me fit croire
que Jeannette V..., était atteinte de phtisie pulmonaire.
Cependant l'auscultation n'annonçant pas de lésions bien
profondes dans le poumon, j'eus recours à l'iodure de
potassium sans avoir espoir d'en obtenir du succès. Je
commençai par 5 centigrammes, le 18 août, dans une
tisanne de salep et de gomme ; j'augmentai la dose de 5
centigrammes, tous les deux jours ; il fut très bien supporté ; il donna de suite de l'appétit. Au bout de huit
jours, malgré la petite dose à laquelle je l'administrais,
il y avait une amélioration notable ; le mal avait cessé
de faire des progrès ; quelques tubercules se dépouil-
laient de leurs croûtes ; l'aspect des ulcères était meilleur. Au commencement de septembre, la malade était
beaucoup mieux, la toux avait presque cessé ainsi que
les sueurs ; la fièvre avait beaucoup diminué, les tubercules s'affaissaient (iodure de potassium 1 gramme). Vers

la fin de septembre, cette fille prenait 3 grammes d'iodure de potassium par jour; une grande partie des ulcères étaient cicatrisés ; mais quelques-uns , surtout ceux du gosier , restaient stationnaires. J'augmentai alors la dose du remède : je la portai rapidement à 4 grammes , puis à 5 grammes, puis à 6, en n'augmentant cependant, selon mon usage , le remède que de 25 centigr. chaque fois. Alors l'amélioration devint plus grande; les règles reparurent au commencement de novembre ; les ulcères se cicatrisèrent , le remède fut toujours très bien supporté. Je le cessai à la fin de novembre; la malade en prit alors jusqu'à 8 grammes pendant quelques jours; elle avait recouvré de la fraîcheur et de l'embonpoint ; son appétit était dévorant , elle conserva cependant un peu de fréquence dans le pouls (1).

(1) Cette observation offre beaucoup de rapport avec la précédente : on voit là deux cas de syphilide tuberculeuse perforante , forme grave qui s'accompagne ordinairement de très grandes destructions de tissus et que M. Cazenave a très bien décrite dans son *Traité des syphilides*. Chez ces deux malades , je fus obligé de donner de très hautes doses d'iodure de potassium, parce que les symptômes , après avoir été beaucoup amendés par le remède , porté à 3 grammes , restèrent ensuite stationnaires. Nous sommes d'avis que les cas où une si grande quantité d'iodure devient nécessaire , sont extrêmement rares. On pourrait penser que ces fortes doses doivent prévenir des récidives. La quatorzième observation fait voir que l'on se ferait illusion si l'on croyait y parvenir dans tous les cas , puisqu'une femme , qui a pris jusqu'à 7 grammes du remède par jour, est ensuite retombée malade.

SEIZIÈME OBSERVATION.

Ulcères larges et profonds aux jambes, guéris par l'iodure de potassium. — Récidive et guérison nouvelle par le même remède, donné à petites doses.

Marie G…, âgée de 42 ans, fille publique, d'un tempérament sanguin, ayant eu plusieurs maladies vénériennes, entra à l'hospice de l'Antiquaille, le 17 septembre 1843. Elle avait un ulcère à la jambe droite, qui commençait un peu au-dessous de sa partie moyenne, s'étendait presque jusqu'à la malléole et occupait toute la partie interne et externe de ce membre; il avait détruit tout le tissu cellulaire, l'aponévrose, une grande partie des muscles et pénétrait presque jusqu'au tibia; il était accompagné de décollements et rendait un pus fétide. Trois autres ulcères, d'une moindre dimension, mais accompagnés aussi d'une forte perte de substance, existaient à la face externe de la jambe gauche, au-dessous de sa partie moyenne. Ces ulcères avaient commencé en février 1842; cette fille avait passé près d'un an dans divers hôpitaux, où elle avait nié la nature syphilitique de son mal, par crainte, disait-elle, qu'on ne lui fit prendre du mercure. On lui avait appliqué, sans succès, le cautère actuel, la pâte de Canquoin et divers autres moyens de traitement. Depuis deux ans, elle n'avait plus ses règles, et sa constitution était beaucoup détériorée, son pouls était petit et fréquent.

Je commençai à administrer l'iodure de potassium, le 20 septembre, à la dose de 25 centigrammes, dans une tisanne mucilagineuse ; les ulcères furent pansés avec de l'eau chlorurée et du cérat opiacé. Le 5 octobre, les ulcères étaient beaucoup moins profonds et leur aspect était beaucoup meilleur (iodure de potassium 1 gramme). Le 20 octobre, iodure de potassium 2 grammes ; une compression, exercée sur la jambe droite à l'aide de bandelettes agglutinatives, a bien diminué l'étendue de l'ulcération. Le 5 novembre, iodure de potassium 3 grammes. Les ulcères de la jambe gauche sont entièrement cicatrisés depuis plusieurs jours ; celui de la jambe droite est réduit à un petit volume; (pansement avec le vin aromatique au tannin); cicatrisation complète au commencement de décembre ; sortie à la fin du même mois.

Marie G..., s'est bien portée pendant six mois environ. Vers le mois de juillet 1844, il lui survint une tumeur indolente à la partie moyenne et postérieure de la cuisse gauche, qui a acquis peu à peu le volume d'un œuf de pigeon; peu après il s'est manifesté à la partie antérieure et inférieure de la jambe droite, une ulcération qui a fait des progrès. Ces nouveaux symptômes l'ont fait entrer, pour la seconde fois, à l'Antiquaille, le 20 septembre 1844. L'ulcère de la jambe avait alors l'étendue d'une pièce d'un franc; ses bords étaient engorgés, il était douloureux et empêchait la malade de sortir du lit. Cette fille avait une fièvre assez vive, des douleurs épigastriques et une insomnie opiniâtre. J'employai, pendant quinze jours, les potions opiacées, le lait et les bains; mais, malgré le repos absolu et les pansements avec le vin aromatique opiacé et le cérat opiacé, l'ulcère ne fit aucun progrès vers la guérison. Le 4 octobre, je donnai 20

centigrammes d'iodure de potassium uni à de l'opium.
Le 14, on en prenait 50 centigrammes ; l'ulcère était à
moitié cicatrisé. Des douleurs à l'estomac étant surve-
nues, on fut obligé de suspendre le remède. On le reprit ensuite à plus faibles doses. Le 24, la cicatrisation
était complète ; la tumeur de la cuisse, sur laquelle on
a mis un emplâtre de Vigo, a aussi disparu. L'iodure a
été continué jusqu'au 28 novembre ; la plus forte dose
a été d'un gramme.

DIX-SEPTIÈME OBSERVATION.

Ulcères à l'angle interne de l'œil, aux amygdales et aux piliers du
voile du palais, ayant résisté à la liqueur de Van-Swieten; l'iodure de potassium en opère la guérison.

La veuve T..., âgée de 56 ans, d'un tempérament
lymphatique et débile, vint me consulter, le 31 juillet
1844 ; elle avait au bas de l'angle interne de l'œil, du
côté gauche, un ulcère de l'étendue d'une pièce d'un fr.,
à bords renversés et qui avait beaucoup creusé en profondeur; deux ulcères, à fond grisâtre, existaient aussi
sur les amygdales et les piliers du voile du palais. Cette
femme me dit qu'elle avait eu, environ six ans auparavant, une perte blanche abondante et probablement
aussi des ulcères aux parties génitales; elle n'employa,
pour se guérir, que des soins de propreté. Environ un
an après, elle eut des boutons par le corps et de la douleur au gosier. Il y a trois ans qu'elle a commencé à
avoir des douleurs dans les membres, qui s'exaspéraient
surtout la nuit. L'ulcère qui est à l'angle interne de
l'œil, a commencé il y a un an ; les ulcères des piliers

du voile du palais paraissent dater à peu près de la même époque. Cette femme n'a point fait de traitement; il y a deux mois, elle alla consulter un médecin qui lui ordonna la liqueur de Van-Swieten et un gargarisme avec le sublimé. Elle a usé de ces remèdes pendant un mois et demi; ils ont fait cesser ses douleurs ostéocopes et un peu diminué les ulcères de la gorge; mais l'ulcère qui était au-dessous de l'angle de l'œil, n'a éprouvé aucune amélioration.

Voyant que la liqueur de Van-Svieten n'avait eu qu'un succès incomplet, j'eus recours à l'iodure de potassium. Je commençai à l'administrer le 31 juillet, à très faibles doses, 1 gramme dans 140 grammes d'eau distillée, dont on prenait une cuillerée à bouche matin et soir dans un verre de tisanne de gomme et de salep. Le 6 août, peu d'amélioration; je doublai la dose d'iodure de potassium. Le 10, la malade se plaignit de douleurs épigastriques. Je fis ajouter un peu de tête de pavot à la tisanne. Le 13 août, l'ulcère de l'œil s'était considérablement amélioré : les ulcères du gosier étaient guéris. J'augmentai la dose d'iodure de potassium. Le 16, j'en ordonnai 5 grammes dans 140 grammes d'eau distillée, dont on devait prendre, comme précédemment, une cuillerée matin et soir. L'ulcère de l'œil avait été pansé jusque-là avec le vin aromatique opiacé; je lui substituai le vin aromatique au tannin. Le 23 août, l'ulcère était tout à fait cicatrisé; sa cicatrice laissait peu de difformité. Je continuai jusqu'au 10 septembre. La malade prit sur la fin 2 grammes d'iodure par jour. Elle s'est plaint, pendant tout le traitement, que le remède lui causait un peu de douleur à l'estomac. Cela n'est pas étonnant à cause de sa mauvaise constitution ; elle n'en a pas moins éprouvé une augmentation de l'appétit et de l'embonpoint.

DIX-HUITIÈME OBSERVATION.

Ulcères sur différentes parties du corps avec carie du cubitus ; maladie très ancienne ayant causé un état cachectique des plus prononcés. Guérison après un traitement incomplet par l'iodure de potassium.—Récidive au bout d'un an et demi ; guérison nouvelle par le même remède.

La femme L...., ouvrière en soie, âgée de 44 ans, jouissant autrefois d'une bonne constitution, entra à l'Antiquaille le 26 août 1842, dans un grand état de dépérissement : son nez est entièrement applati par la carie de ses os propres ; il existe plusieurs ulcères converts de croûtes à la face, qui offre un aspect très repoussant à cause de ces ulcères et de plusieurs cicatrices qui la sillonnent ; on observe une exostose au fémur gauche et une autre au tibia droit ; il y a aussi une carie avec ulcération au cubitus du côté gauche près de l'articulation ; il en est sorti plusieurs esquilles. Cette femme a une fièvre hectique avec sueurs nocturnes ; elle éprouve une toux fréquente ; son pouls donne cent dix pulsations par minute, il est quelquefois irrégulier ; l'appétit est entièrement nul et les digestions très difficiles ; les règles ne coulent plus depuis deux ans. La femme L..., est atteinte de maladie syphilitique depuis quinze ans environ. Elle eut, à cette époque, des ulcères à la vulve et un bubon, qui se termina par suppuration. Cinq ans après, elle eut des ulcères au gosier et une carie des os du nez ; peu après, plusieurs os se nécrosèrent. Elle a pris bien des remèdes, mais ne paraît pas avoir subi, d'une manière suivie, un traitement rationnel.

Pendant huit jours, je ne donnai à cette femme que des émollients et des calmants. Le 3 septembre, je commençai l'iodure de potassium à la dose de 20 centigrammes dans de la tisanne de gomme et de salep. Il fut mal supporté ; j'y ajoutai du sirop diacode, et alors il ne fatigua plus la malade. Le 7 septembre, on observait déjà de l'amélioration, l'appétit était revenu et les aliments étaient digérés. La dose du remède fut augmentée ; le 19, on en prenait 1 gramme. A cette époque, les ulcères de la face étaient beaucoup diminués de volume, celui du cubitus également. Le 23 septembre, l'iodure de potassium cause de l'épigastralgie et un peu de crachement de sang. On le suspend pendant quelques jours, et ensuite on le reprend à la dose de 50 centigrammes, en y ajoutant toujours du sirop diacode. Le remède fut encore quelquefois difficilement supporté. On le continua jusqu'au 15 octobre, à la dose d'un gramme. La malade sortit de l'Antiquaille à cette époque. Les ulcères de la face étaient cicatrisés, celui du cubitus l'était aussi à peu près ; l'appétit était bon, le pouls était bien moins fréquent, les sueurs nocturnes avaient cessé.

Cette femme, après avoir subi un traitement aussi insuffisant, s'est bien portée pendant un an et quelques mois. Elle eut alors un ulcère à la jambe, qui céda après un traitement assez long par la tisanne de salsepareille et des cautérisations. Mais, peu de temps après, elle a été prise de violentes douleurs ostéocopes à la tête;

une tumeur s'est formée , à la fin de mai 1844 , à la partie externe du coude du côté droit. Cette tumeur a suppuré et, le 19 octobre 1844 , époque à laquelle la malade est rentrée à l'Antiquaille, elle a un ulcère au coude droit qui est profond et a détruit tout le tissu cellulaire et une partie des muscles. Les douleurs ostéocopes de la tête la privent de son sommeil pendant la nuit. Son état cachectique est cependant bien moins prononcé que lors de sa première entrée en 1842. L'iodure de potassium fut donné le 20 octobre , à la dose de 20 centigrammes, dans de la tisanne de gomme et de salep. Le 2 novembre, on en prenait 60 centigrammes par jour ; les douleurs de tête avaient entièrement cessé et l'ulcère avait déjà diminué de moitié. Le 28 novembre , la cicatrisation était complète : on prenait alors 1 gramme d'iodure. On a continué le traitement jusqu'au 7 décembre.

DIX-NEUVIÈME OBSERVATION.

Larges ulcères à la jambe et au jarret avec pustules d'ecthyma et douleurs ostéocopes ; guérison par l'iodure de potassium. — Récidive des ulcères de la jambe au bout de quatre mois ; ils guérissent de nouveau par le même remède.

Céline S... , âgée de 22 ans , fille publique, ayant eu un grand nombre de maladies vénériennes et ayant subi plusieurs traitements mercuriels , entra à l'hospice de l'Antiquaille le 10 novembre 1842 , ayant un ulcère à la fourchette et un grand nombre de pustules d'ecthyma syphilitique sur diverses parties du corps. Il existait, en outre, un vaste ulcère, de la largeur de la main , à la partie externe et moyenne de la jambe droite ; il était profond et très douloureux ; ses bords étaient engorgés

et taillés à pic ; il fournissait une suppuration très abondante : on voyait un autre ulcère de moindre dimension
au-dessous du jarret du même côté. Les os des jambes
et des bras étaient également le siége de douleurs nocturnes. Cette fille avait été à l'Antiquaille quelques mois
auparavant, pour un bubon suppuré avec ulcère à la
vulve et rhagade à l'anus ; elle y avait pris le sirop de
Cuisinier avec addition de sublimé. A cette époque,
l'ulcère de la jambe avait déjà commencé, mais on m'en
avait caché l'existence, et il avait résisté au traitement
employé, auquel avaient cédé les autres symptômes.

Je fis panser les ulcères avec une solution opiacée et
le cérat opiacé, puis avec le vin aromatique. Je commençai l'administration de l'iodure de potassium, le
11 novembre à la dose de 25 centigrammes ; il ne tarda
pas à produire de l'amélioration et à augmenter l'appétit ; on le suspendit pendant l'écoulement des règles. Le
10 décembre, on en prenait 15 décigrammes. Les ulcères avaient considérablement diminué. Le 1er janvier
1843, ils étaient presque cicatrisés. On continua le remède à la dose de 3 grammes, jusqu'au 20 janvier. La
malade était alors guérie des ulcères et de la syphilide ; elle
avait pris une fraîcheur et un embonpoint remarquables.

Cette fille éprouva une récidive au bout de quatre mois
et demi. Elle rentra à l'Antiquaille le 12 juin 1843,
ayant un ulcère à la jambe droite, au-dessous de celui
qui était guéri, et un autre à la jambe gauche, de la largeur d'un écu de 5 francs, plus une syphilide papuleuse
générale. L'iodure de potassium, administré de nouveau
et porté à la dose de 2 grammes, triompha assez vite
des ulcères, mais la syphilide papuleuse résista. Je la

combattis à l'aide du sirop de deuto-iodure de mercure
ioduré et des bains de sublimé. Sa guérison se fit long-
temps attendre.

VINGTIÈME OBSERVATION.

Ozène et douleurs ostéocopes ; guérison par l'iodure de potassium.

M. B..., âgé de 38 ans, d'un tempérament sanguin et
bien constitué, a eu depuis l'âge de 20 ans, plusieurs
fois des ulcères aux parties génitales et des blennorrhagies ; il a éprouvé aussi des symptômes consécutifs con-
sistant en des ulcères au gosier, des douleurs ostéocopes, des exostoses et des ulcérations aux bras et aux
jambes, dont il conserve des cicatrices ; il a subi un
grand nombre de traitements mercuriels et a éprouvé
des récidives. Depuis deux ans, il a un écoulement fétide et purulent par le nez ; on aperçoit, dans la narine
gauche, une ulcération couverte d'une couche grisâtre
très proéminente ; toute la partie moyenne du palais,
ainsi que la luette, est le siége d'une rougeur circonscrite, d'une teinte cuivrée très remarquable ; une rougeur semblable, également circonscrite, de l'étendue
d'une pièce d'un franc, existe pareillement entre le prépuce et le gland, près du frein. M. B..., éprouve aussi
des douleurs nocturnes dans les os du bras et dans l'o-
moplate.

Je commençai à traiter M. B..., le 24 juin 1844. Je
lui prescrivis 30 centigrammes d'iodure de potassium par
jour, dans du sirop de Cuisinier étendu d'eau ; je lui ordonnai de se gargariser avec un mélange d'iodure de potassium et de teinture d'iode dans de l'eau distillée ; j'en fis

aussi respirer par les narines et j'y fis introduire de la
charpie imbibée de ce mélange. La rougeur du prépuce
fut touchée plusieurs fois par jour avec un mélange de
20 centigrammes de tannin pur, sur 30 grammes de vin
aromatique. La dose d'iodure fut augmentée peu à peu.
Le 7 juillet, le malade en prenait 1 gramme; l'ulcération
de la narine avait beaucoup diminué, ainsi que la rougeur du palais; les douleurs ostéocopes ne se faisaient
plus sentir. Le 14 juillet, l'ulcération du nez n'existait
plus, ainsi que l'écoulement purulent; la rougeur du
prépuce avait également disparu. Le malade ayant
éprouvé de la diarrhée et quelques douleurs épigastriques, je suspendis l'iodure de potassium pendant quelques jours, et le fis prendre dans de la tisanne de gomme
et de salep. Le traitement fut continué jusqu'au 18 août;
sur la fin on prenait 3 grammes d'iodure par jour.

VINGT-UNIÈME OBSERVATION.

Perforation de la voûte palatine; destruction de la luette; ulcères
à l'aile droite du nez et au pharynx; état cachectique porté à un
haut degré; l'iodure de potassium est administré et opère la guérison.

La femme P..., portière, âgée de 57 ans, d'un tempérament lymphatico-nerveux, a eu, depuis plusieurs
années, des symptômes primitifs et consécutifs dont il est
difficile, d'après ses récits, de déterminer la nature.
Vers 1840, elle a commencé à éprouver une ozène
avec carie des os du nez et de la voûte palatine.

A son entrée à l'hospice de l'Antiquaille, le 29 juillet 1844, on voit une vaste perforation qui fait com-

muniquer la voûte du palais avec les fosses nasales ; il s'en écoule un pus abondant et fétide ; la luette n'existe plus , les piliers du voile du palais et le pharynx sont ulcérés profondément ; une autre ulcération a détruit l'aile droite du nez dans l'endroit de son insertion avec la joue , dont elle est séparée presque jusqu'à la racine du nez ; une croûte brunâtre couvre cette ulcération. Cette femme est dans un grand état de cachexie ; elle est d'une maigreur extrême , n'a aucun appétit ; son pouls bat 110 pulsations par minute.

Le 24 juillet , je commençai l'iodure de potassium à la dose de 20 centigrammes, à prendre en deux fois dans une tisanne de salep et de gomme. Je prescrivis en même temps un gargarisme iodé. Le 4 août , la malade était beaucoup mieux ; elle avait de l'appétit , son pouls n'offrait plus que 80 pulsations par minute. Le 15 août, les ulcères de la voûte du palais et du gosier ne donnaient plus de pus et étaient en voie de cicatrisation ; l'ulcèration de l'aile du nez était cicatrisée. J'augmentai peu à peu la dose de l'iodure de potassium. Le 12 septembre, la malade sortit guérie. Elle prenait alors 3 grammes du remède ; son état fébrile avait entièrement cessé et elle avait un grand appétit.

VINGT-DEUXIÈME OBSERVATION.

Ozène et douleurs ostéocopes ; administration de l'iodure de potassium après plusieurs traitements inutiles ; guérison.

M. B... , âgé de 34 ans, d'un tempérament lymphatico-sanguin, avait eu, il y a six ans, époque à laquelle il était militaire, un ulcère à la verge avec un bubon à l'aîne qui guérirent après deux mois de durée, pendant lesquels on pratiqua quatorze frictions mercurielles. Il fut pris, peu de temps après, d'ulcères de la gorge, qui furent guéris par des pilules de sublimé et des gargarismes avec la liqueur de Van-Swieten. Ce traitement fut fait avec peu de régularité, et il ne tarda pas beaucoup à se développer une éruption à la peau qui paraît avoir été une syphilide squammeuse. Nouveau traitement mercuriel et guérison. Il y a trois ans, M. B... commença à éprouver des douleurs dans les os des bras et des jambes, qui s'exaspéraient la nuit ; bientôt des exostoses survinrent au tibia ; un enchifrenement considérable avec douleur dans la racine du nez se manifesta également, et fut ensuite accompagné d'écoulement purulent fétide par les narines ; les douleurs ostéocopes devinrent intolérables. Un médecin prescrivit alors la tisanne de Feltz qui diminua considérablement les douleurs ostéocopes, mais qui ne fit rien à l'ozène.

Le sieur B.... demanda, pour la première fois, mes conseils le 22 août 1844. Il rendait continuellement un écoulement purulent et sanieux très fétide par les narines. Cet écoulement se concrétait souvent au dehors et y formait des croûtes ; des douleurs ostéocopes existaient aux bras et aux jambes, mais elles étaient moindres qu'avant l'usage de la tisanne de Feltz. Ce malade avait maigri ; ses digestions étaient souvent laborieuses ; il éprouvait depuis plusieurs mois une petite toux qui avait résisté aux moyens employés pour la guérir et qui était accompagnée, assez souvent, de petites sueurs le matin. Dans cet état, je crus ne pouvoir employer l'iodure de potassium qu'à très faibles doses. J'en prescrivis 1 gramme dissous dans 140 grammes d'eau distillée dont on devait prendre une cuillerée à bouche matin et soir dans de la tisanne de mousse perlée; en même temps j'ordonnai de respirer souvent par les narines un mélange d'iodure de potassium et de teinture d'iode dans de l'eau distillée. 27 août, pas de changement; le malade supporte bien l'iodure de potassium ; la dose en est doublée. 3 septembre, l'écoulement des narines a beaucoup diminué, il est moins fétide. (Vésicatoires sur les exostoses du tibia qu'on doit panser avec une pommade d'iodure de potassium.) 19 septembre, grande amélioration : l'écoulement des narines est presque nul et il n'a que rarement l'odeur fétide. Iodure de potassium 8 grammes dans 140 grammes d'eau distillée dont on doit prendre une cuillerée matin et soir. 22 septembre, les douleurs des membres n'existent presque plus , la toux a diminué, il est survenu un léger ptyalisme sans ulcération et une rougeur intense du gosier; les exostoses du tibia ont bien diminué. 25 septembre , iodure de potassium 10 grammes dans 140 grammes d'eau distillée ; on en prendra une cuillerée matin et soir. Le ptyalisme continue. 1er octobre, le malade a interrompu quelques jours ses remèdes , parce qu'il avait l'estomac un peu fatigué. Iodure de potassium 12 grammes dans 140 grammes d'eau distillée. 8 octobre, légére éruption à la figure et au col produite probablement par le remède : le ptyalisme a presque cessé. Iodure de potassium 15 grammes dans 140 grammes d'eau distillée , dont on prendra une cuillerée matin et soir. Continuation du traitement jusqu'au 15 octobre. A cette époque, j'ai fait prendre le lait d'ânesse à ce malade ; il a produit un bon effet sur sa toux.

VINGT-TROISIÈME OBSERVATION.

Ulcération de l'aile droite du nez : tubercule sous-muqueux ulcéré au voile du palais ; maladie très ancienne et ayant résisté à un grand nombre de traitements, guérie par l'iodure de potassium.

Claudine M..., âgée de 34 ans, ourdisseuse, d'un tempérament lymphatico-sanguin, contracta, à l'âge de 18 ans, des ulcères à la vulve qui furent gnéris en quinze jours par des cautérisations. Elle se porta bien pendant six ans. Après cette époque, elle a eu de nombreux symptômes consécutifs, qui ont consisté en une syphilide, des ulcères sur différentes parties du corps et à la gorge, des tumeurs gommeuses, des douleurs ostéocopes, des exostoses, un ozène. Elle a pris successivement la liqueur de Van-Swieten, les pilules de Dupuytren, le rob de Vigarous et plusieurs autres remèdes ; elle a aussi fait des frictions mercurielles. La plupart de ces traitements ont été dirigés par un médecin habile ; mais la malade ne parait pas les avoir toujours suivis avec exactitude et persévérance.

Claudine M.... est entrée à l'Antiquaille le 24 juillet 1844 ; l'aile droite du nez est le siége d'un ulcère couvert d'une croûte brunâtre épaisse ; ses bords sont engorgés ; le nez est augmenté de volume. Cet ulcère, qui résiste depuis près de trois ans aux remèdes employés, a détruit l'aile du nez dans un espace de 5 millimètres environ. Il existe, en outre, à la base de la luette un ulcère qui parait provenir d'un tubercule sous-

muqueux; ses bords sont taillés à pic et décollés profondément. La malade est encore réglée ; cependant sa
constitution paraît bien détériorée.

L'iodure de potassium fut commencé le 27 juillet , à
la dose de 25 centigrammes; je prescrivis aussi un gargarisme iodé. L'ulcère du nez s'améliora très promptement ; le 13 août, il était entièrement cicatrisé. La dose
d'iodure était alors de 2 grammes par jour. L'ulcère de
la base de la luette fut plus rebelle : il fut cautérisé,
fut touché avec la teinture d'iode et pansé avec le miel au
proto-iodure de mercure. Le 15 août , l'iodure de potassium ayant causé des douleurs d'estomac , on en suspendit l'usage; on le reprit ensuite. Le 1ᵉʳ septembre ,
l'ulcère de la base de la luette était presque cicatrisé. La
malade demanda instamment sa sortie. Elle prenait alors
3 grammes d'iodure par jour ; je lui conseillai de le
continuer quelque temps chez elle.

VINGT-QUATRIÈME OBSERVATION.

Vaste ulcère serpigineux , guéri par l'iodure de potassium.

Marie Ch... , fille publique , âgée de 22 ans, d'un
tempérament lymphatico-sanguin , bien réglée , ayant
été plusieurs fois à l'Antiquaille pour des ulcères et un
bubon , y est entrée de nouveau le 4 août 1844, atteinte d'un vaste ulcère serpigineux consécutif qui commence au milieu de la région pubienne et s'étend jusqu'à
l'épine supérieure et antérieure de l'os des isles; il est
superficiel, donne une suppuration abondante ; les
bords sont irréguliers ; à la région pubienne il a pres-

que l'étendue de la paume de la main; il se rétrécit beaucoup au pli de l'aine et va en s'étendant davantage du côté de l'épine antérieure de l'ilium. Cette femme dit que cet ulcère a commencé par quelques tubercules à l'aine gauche , et elle prétend qu'il a acquis en un mois les dimensions qu'il offre à son entrée à l'Antiquaille. Les excès de tout genre auxquels elle s'est livrée ont pu contribuer à lui donner en si peu de temps cette gravité.

Quoique ce vaste ulcère n'eût sans doute pas résisté au traitement mercuriel, je préférai employer l'iodure de potassium. J'en donnai 25 centigrammes le 5 août, et j'en augmentai peu à peu la dose ; l'ulcère fut lavé plusieurs fois par jour avec le chlorure d'oxyde de sodium étendu d'eau ; il fut aussi pansé avec le cérat saturnin et ensuite avec un mélange de partie égale d'onguent styrax et de cérat rosat. A la fin d'août on prenait 15 décigrammes d'iodure de potassium ; l'ulcère avait encore peu changé. Mais , au commencement de septembre , il s'améliora avec une grande rapidité et le 15 du même mois il était cicatrisé. La dose d'iodure était alors de 25 décigrammes ; elle fut portée à 3 grammes. La malade sortit le 28 septembre ; mais cet ulcère a laissé des cicatrices très difformes.

VINGT-CINQUIÈME OBSERVATION.

Tumeurs gommeuses sur diverses parties du corps, guéries par l'iodure de potassium.—Récidive au bout de huit mois ; guérison par un simple traitement local.

Françoise M..., âgée de 26 ans, fille publique, d'un tempérament lymphatique, ayant eu un grand nombre

de maladies vénériennes , entra à l'hospice de l'Antiquaille le 12 septembre 1842 , présentant une tumeur
gommeuse ulcérée au front près de la racine des cheveux , de la largeur d'une pièce de 2 francs et une autre à la région claviculaire ; il y a aussi une carie des
os de l'avant-bras avec ulcération ; les os de la tête et
ceux des membres sont le siége de douleurs nocturnes ;
la face est pâle , les règles n'ont pas reparu depuis six
mois. L'iodure de potassium fut commencé aussitôt après
l'entrée de la malade , à la dose de 25 centigrammes par
jour dans de la tisanne d'orge et de chiendent; il fut très
bien supporté ; il ne tarda pas à augmenter beaucoup
l'appétit. Les douleurs ostéocopes cessèrent au bout de
peu de jours , la dose du remède fut augmentée ; les ulcérations furent pansées avec le chlorure d'oxyde de sodium et le vin aromatique. Au milieu d'octobre , on
prenait 2 grammes iodure. La malade sortit le 2 novembre. Les tumeurs gommeuses étaient cicatrisées ,
ainsi que les ulcérations de l'avant-bras; la malade avait
repris de la fraîcheur et de l'embonpoint.

Cette fille rentra à l'Antiquaille le 18 juillet 1843 ,
atteinte de symptômes primitifs , plus , de deux tumeurs gommeuses non suppurées au bras droit. Comme
elle avait un ictère très intense et une vive irritation des
voies gastriques , je ne lui donnai pas l'iodure de potassium. Je fis pratiquer sur les tumeurs des frictions avec
la pommade iodée. J'y fis ensuite appliquer des emplâtres de Vigo qui, aidés de la compression , en achevè-
rent la résolution.

VINGT-SIXIÈME OBSERVATION.

Syphilide pustuleuse phlysaciée générale, guérie par l'iodure de potassium.

Eugénie B..., âgée de 20 ans, ouvrière, d'un tempérament lymphatico-sanguin, bien réglée, est entrée à l'hospice de l'Antiquaille le 19 juillet 1844. Cette fille a eu des symptômes primitifs dont elle ne sait pas déterminer la nature. Au mois de février dernier, elle a vu se manifester, sur les diverses parties de son corps, une syphilide pustuleuse générale. Depuis la fin de juin, elle a pris de la liqueur de Van-Swieten à la dose d'une cuillerée à café par jour, pendant trois semaines, ce qui n'a produit aucun effet sur sa maladie.

A son entrée, tout son corps est couvert d'une syphilide pustuleuse à grosses pustules (syphilide pustuleuse phlysaciée). Les pustules les plus volumineuses siégent aux jambes et aux cuisses qui en sont entièrement couvertes ; elles ont, la plupart, le volume d'une noisette ; leur base est rougeâtre et engorgée ; leur centre est rempli de pus ; les pustules du ventre, du dos et des bras sont plus petites et en moins grand nombre.

Je commençai l'usage de l'iodure de potassium à la dose de 25 centigrammes. Je fis, en même temps, frictionner les pustules avec une légère pommade de calomel (75 centigrammes de ce sel pour 30 grammes d'oxonge). La dose de l'iodure fut augmentée ; les pustules s'affaissèrent. A la fin d'août, elles étaient complètement guéries. J'ai continué l'iodure de potassium jusqu'au 12 septembre ; la plus forte dose a été de 3 grammes 50 centigrammes. Les pustules de la jambe et de la cuisse ont laissé des cicatrices déprimées, d'une teinte d'un rouge brun; celles du reste du corps sont bien moins apparentes.

Comme cette fille n'était atteinte que de symptômes secondaires, je suis persuadé qu'elle aurait pu être guérie par les préparations mercurielles si elles avaient été données à doses suffisantes. Cependant, comme elle avait pris la liqueur de Van-Swieten sans en éprouver d'amendement, j'ai préféré avoir recours à l'iodure de potassium, et mon traitement a très-bien réussi.

VINGT-SEPTIÈME OBSERVATION.

Engorgement du testicule droit avec suppuration, durant depuis dix ans. Guérison par l'iodure de potassium et le sirop de deutoiodure de mercure ioduré.

M. C..., âgé de 36 ans, d'un tempérament sanguin, vint me consulter le 11 janvier 1844. Il avait depuis dix ans un engorgement du testicule droit qui était doublé de volume. Au bas du scrotum il y avait deux fistules qui suppuraient depuis plusieurs années. Un noyau d'engorgement, de la grosseur d'une plume à écrire, commençait au niveau de l'épididyme et suivait le cordon spermatique; en haut du scrotum et en dehors il existait une tumeur du volume d'une petite noix qui s'était formée depuis peu, qui communiquait avec le noyau d'engorgement dont nous venons de parler et qui offrait de la fluctuation. M. C... me dit qu'il avait eu, douze ans auparavant, plusieurs blennorrhagies qui avaient persisté long-temps, malgré les remèdes employés. Ayant fait une course à cheval, le testicule s'engorgea, devint très volumineux et la suppuration eut lieu; peu à peu il se forma des fistules qui n'ont pas cessé de suppurer depuis plus de huit ans. Le malade a pris pendant long-temps des tisannes de salsepareille et des sirops sudorifiques; mais il ne sait pas s'ils contenaient des préparations mercurielles.

J'ouvris la tumeur qui était en haut du scrotum : il s'en écoula beaucoup de pus ; j'y fis appliquer des cataplasmes, puis des emplâtres de ciguë et de Vigo. Le 26 janvier, je commençai l'usage de l'iodure de potassium et j'y joignis des pilules de proto-iodure de mercure. Au bout de vingt jours, le proto-iodure de mercure ayant produit une assez forte salivation, je le supprimai et je continuai l'iodure de potassium seul ; le malade en prenait alors 1 gramme par jour. A cette époque, le volume du testicule avait déjà bien diminué; les fistules qui étaient au bas du scrotum ne suppuraient presque plus. Le 10 mars, le malade prenait 15 décigrammes d'iodure de potassium par jour. Ayant fait alors une marche forcée, la tumeur qui était au-dessus du scrotum devint douloureuse et augmenta de volume, ce qui nécessita une application de sangsues.

Le 16 mars, il survint de la fièvre, de la douleur dans les articulations, une rougeur très vive avec inflammation de la luette et du voile du palais. Deux jours après, il se manifesta une éruption sur tout le corps; c'était évidemment une syphilide exanthématique (roséole syphilitique). Elle consistait en des plaques d'un rouge cuivré ayant, pour la plupart, l'étendue d'une pièce d'un franc, un peu rugueuses et légèrement élevées au-dessus du niveau de la peau ; elles causaient de la démangeaison ; il en existait sur tout le corps ; celles de la figure étaient moins apparentes. Cette éruption ne se termina qu'au bout d'un mois , malgré la cessation de l'iodure de potassium. Je la combattis à l'aide des bains, des boissons mucilagineuses et d'une pommade avec une légère dose de calomel. Pendant sa durée , l'affection du testicule diminua considérablement.

Après la disparition de cette éruption , je pensai qu'il était nécessaire de joindre les préparations mercurielles à l'iodure de potassium. Je prescrivis donc le sirop de deuto-iodure de mercure ioduré. Je le fis prendre pendant un mois à la dose de 30 grammes. A la fin de mai, le malade était guéri; le testicule droit avait son volume naturel ; les fistules ne suppuraient plus depuis près de deux mois , et la tumeur qui s'était formée en haut du scrotum avait disparu.

VINGT-HUITIÈME OBSERVATION.

Engorgement considérable du testicule, guéri par l'iodure de potassium (1).

M. B..., âgé de 30 ans , d'un tempérament lymphatique , ayant eu plusieurs blennorrhagies , éprouva en 1841 , des douleurs dans les membres qui revenaient le soir, duraient la nuit et le privaient de son sommeil. L'usage du sirop de Cuisinier de troisième cuite et d'une

____

(1) Cette observation appartient à M. le docteur Martin jeune , ancien chirurgien en chef de l'hospice de la Charité de Lyon , qui a eu l'obligeance de me la communiquer.

tisanne de salsepareille, continué pendant un mois et demi, soulagèrent considérablement ces douleurs, qui cependant ne cessèrent entièrement qu'après que le malade eut pris les eaux d'Uriage. En 1842, M. B... éprouva un engorgement du testicule droit qui céda assez promptement à des cataplasmes émollients et à des frictions locales avec une pommade mercurielle. Il alla encore reprendre les eaux d'Uriage et se porta bien pendant l'année 1843. Au commencement de 1844, il fut pris de douleurs vives et profondes dans le trajet du nerf sciatique, qui paraissaient affecter les os du bassin et le fémur et qui sévissaient principalement la nuit. Peu après le testicule droit s'engorgea, prit un volume considérable et devint d'une dureté extrême, sans cependant être douloureux. Des frictions mercurielles et une tisanne sudorifique concentrée furent employées et firent cesser les douleurs, mais l'engorgement du testicule continua; son volume égalait celui du poing.

M. B... commença l'usage de l'iodure de potassium à la fin de mars 1844, à la dose de 25 centigrammes par jour. Cette quantité fut augmentée et portée successivement jusqu'à 1 gramme; en même temps on faisait des frictions sur le testicule avec la pommade d'iodure de potassium. La résolution a été obtenue d'une manière complète : le traitement a été continué pendant deux mois. A la fin de juin, le malade est allé reprendre, pour la troisième fois, les eaux d'Uriage, et il a continué, depuis lors, à se bien porter.

VINGT-NEUVIÈME OBSERVATION.

Ulcères de la gorge ayant détruit la luette et perforé le voile du palais ; guérison par l'iodure de potassium.

Marie P... , ouvrière, âgée de 25 ans, d'un tempérament lymphatico-sanguin, habitant une ville peu éloignée de Lyon, entra à l'hospice de l'Antiquaille le 21 août 1844, ayant une perforation de cinq millimètres environ, au-dessous de la base de la luette. Ce dernier organe est détruit ; les piliers du voile du palais sont aussi ulcérés ; mais ces diverses parties fournissent peu de suppuration. Cependant elle éprouve depuis plusieurs mois une extinction de voix ; plusieurs esquilles sont sorties de son nez ; elle a maigri et son teint est pâle ; elle est bien réglée. Cette fille dit avoir eu des chancres trois ans auparavant. Ils furent traités par la cautérisation et du sirop sudorifique : elle se porta bien pendant un an. Elle eut alors des ulcères au gosier pour lesquels elle a fait divers traitements : elle a pris des pilules mercurielles et d'autres remèdes ; mais elle n'a pu recouvrer sa guérison.

Je prescrivis l'iodure de potassium à Marie P... ; elle en prit 25 centigrammes, le 21 août ; elle usa en même temps d'un gargarisme iodé. Le 8 septembre, elle prenait 1 gramme du remède. Son extinction de voix avait disparu ; les ulcères du gosier étaient cicatrisés. Les parents de cette fille la firent sortir le 18 septembre. Son teint avait alors recouvré de la fraîcheur, son appétit était excessif. Je lui conseillai de continuer chez elle l'iodure de potassium à la dose de 2 grammes par jour pendant trois semaines.

TRENTIÈME OBSERVATION.

Large ulcère au genou ; guérison par l'iodure de potassium.

Jeanne P... , âgée de 37 ans , fille publique, ayant eu un grand nombre de maladies vénériennes et ayant subi plusieurs traitements mercuriels , entra à l'hospice de l'Antiquaille le 16 septembre 1843 , ayant un vaste ulcère au genou gauche sur la rotule , s'étendant sur les côtés presque jusqu'au pli du jarret. Cet ulcère a le volume de la main ; il existe depuis huit mois ; ses bords sont engorgés , il fournit un pus abondant et fétide. Il a été cautérisé il y a deux mois par la pâte de Canquoin , sans aucun succès. Cette fille est encore réglée , mais peu abondamment ; elle n'offre pas un état cachectique bien prononcé.

Je commençai l'iodure de potassium le 19 septembre à la dose de 25 centigrammes : l'ulcère fut pansé avec l'eau chlorurée et le vin aromatique opiacé. Le 5 octobre , la malade prenait 1 gramme d'iodure. L'aspect de l'ulcère avait entièrement changé ; des bourgeons charnus s'élevaient à sa surface ; il avait diminué de plus de moitié. A la fin d'octobre , il était cicatrisé. La dose d'iodure était alors de 2 grammes.

TRENTE-UNIÈME OBSERVATION.

*Vastes ulcères des jambes et des bras ; l'iodure de potassium
les guérit très promptement.*

Elisa M... , fille publique, âgée de 26 ans, d'une bonne
constitution, éprouva, en 1837 , une blennorrhagie, un
an après, des ulcères à la vulve. A la fin de 1841, elle
a eu une syphilide tuberculeuse ; plusieurs des tubercules se sont ulcérés; elle a fait divers traitements; mais,
d'après les renseignements qu'elle donne , il est difficile
de savoir si elle a pris du mercure. Entrée à l'hospice
de l'Antiquaille le 17 janvier 1743, elle offre à la partie
externe de la jambe droite , un ulcère rond et creux à
bords engorgés, livides et taillés à pic de près d'un dé-
cimètre d'étendue; il existe deux autres ulcères moins
considérables à la jambe gauche et au bras. A part cela,
l'état de santé de cette fille est assez bon ; elle est bien
réglée; elle a de l'appétit.

L'iodure de potassium fut commencé le 18 janvier :
j'en fis donner 30 centigrammes dans de la tisanne sudorifique ; les ulcères furent pansés avec le cérat opiacé
et le vin aromatique opiacé. L'amélioration fut très
prompte ; les bords des ulcères ne tardèrent pas à s'af-
faisser, leur volume diminua. Je les fis alors panser avec
le vin aromatique au tannin. Les ulcères de la jambe
gauche et du bras furent cicatrisés en quinze jours ; celui de la jambe droite , qui était si vaste , au bout d'un
mois. La malade ne prit jamais plus d'un gramme d'iodure de potassium par jour.

TRENTE-DEUXIÈME OBSERVATION.

Douleurs ostéocopes sans autres symptômes syphilitiques ; l'iodure
de potassium en opère la guérison.

M. L..., âgé de 35 ans, d'un tempérament nerveux
et peu robuste, ayant eu plusieurs blennorrhagies qui
n'ont cédé que lentement aux traitements employés, a
commencé à éprouver vers 1840, des douleurs dans le
milieu des bras et des jambes qu'il a cru d'abord de nature rhumatismale ; ces douleurs se sont peu à peu agra-
vées ; elles n'existaient que la nuit et privaient souvent
le malade de son sommeil. M. L..., en ayant soup-
çonné la nature syphilitique, a pris du sirop de Cuisinier, auquel il ne paraît pas qu'on ait ajouté du mercure, et des tisannes sudorifiques. Il n'en a pas éprouvé
d'effet sensible. Ayant été consulté par M. L..., dans
l'été de 1843, je prescrivis d'abord des bains de vapeur
et des vésicatoires. N'en ayant obtenu que peu de succès, j'eus recours à l'iodure de potassium : je commençai par 25 centigrammes par jour et j'en augmentai peu
à peu la dose. Au bout de douze jours, l'amélioration
était déjà très grande. Le vingtième jour, les douleurs
avaient entièrement disparu. Le remède a été pris pendant
quarante-neuf jours. Comme le malade était sujet à des
irritations de l'estomac, la plus forte dose d'iodure que
je lui aie fait prendre était d'un gramme par jour (1).

(1) Quoique cette observation ne présente rien de bien remarquable, je la rapporte cependant, parce qu'elle offre un exemple
de douleurs ostéocopes isolées de tout autre symptôme syphilitique guéries par l'iodure de potassium. J'ai vu quelques autres cas de
ce genre être rebelles à l'action de ce remède et céder au mercure.

TRENTE-TROISIÈME OBSERVATION.

Ulcères à la paupière supérieure, au pharynx et aux piliers du voile du palais, guéris par l'iodure de potassium après avoir résisté aux traitements mercuriels.

Louise-Suzanne C…, âgée de 22 ans, fille publique, d'un tempérament lymphatique, ayant eu plusieurs fois des maladies vénériennes, est entrée à l'hospice de l'Antiquaille le 26 septembre 1844, ayant au bord de la paupière supérieure du côté droit, une ulcération qui s'étend depuis la partie moyenne de cette paupière jusqu'à l'angle interne de l'œil et qui a détruit les cils. Cette ulcération a commencé il y a six mois; elle a résisté à plusieurs cautérisations et à deux traitements mercuriels, dont l'un a été subi à Paris et l'autre à Lyon. Cette fille est aussi atteinte d'ulcères profonds qui ont détruit presque en entier les piliers postérieurs du voile du palais et qui s'étendent aux côtés du pharynx, excepté à sa partie moyenne. Ces ulcères sont couverts d'une couche grisâtre épaisse ; ils sont un peu moins anciens que celui de la paupière ; la déglutition est très difficile ; les règles n'ont pas paru depuis trois mois, le pouls est fréquent, la face pâle, il existe de la toux.

Le 27 septembre, j'ordonnai 25 centigrammes d'iodure de potassium et un gargarisme iodé. Au bout de trois jours, la déglutition était déjà plus facile et le pouls moins fréquent. 30 septembre, iodure de potassium 50 centigrammes. 3 octobre, iodure de potassium 75 centigrammes. 5 octobre, l'ulcère de la paupière est presque cicatrisé ; les ulcères de la gorge sont considérablement améliorés , la malade a un grand appétit. 6 octobre , iodure de potassium 1 gramme. Le 18 octobre , la cicatrisation des ulcères de la gorge et de la paupière était complète. Au commencement de novembre , les règles , supprimées depuis plusieurs mois , reparurent , mais peu abondamment. L'iodure de potassium fut continué jusqu'au 20 novembre ; la plus forte dose fut de 2 grammes (1).

TRENTE-QUATRIÈME OBSERVATION.

Tubercules sous-muqueux de la langue ; ulcère serpigineux de la cuisse ; ulcération des piliers du voile du palais ; maladie durant depuis plusieurs années , guérie par l'iodure de potassium.

La femme F... , âgée de 46 ans , d'un tempérament lymphatico-nerveux , ayant le goître et des glandes engorgées au col, encore réglée, mais très peu abondamment , a contracté , il y a quinze ans , une maladie vénérienne qui lui a été communiquée par un nourrisson. Elle eut, pour unique symptôme , des ulcères au sein. Cette femme,qui habite le département de la Loire,entra à cette époque à l'hospice de l'Antiquaille , où on lui fit prendre la liqueur de Van-Swieten pendant un mois. A la suite de ce traitement, elle se porta bien pendant quelques années. Elle a eu ensuite des ulcères à la gorge , quelques tubercules syphilitiques et un ulcère à la cuisse.

______

(1) La malade qui fait le sujet de cette observation , a été prise , après avoir séjourné dix jours à l'Antiquaille , d'un ulcère à la vulve qui a continué pendant le cours du traitement par l'iodure de potassium et qui a résisté jusqu'ici aux cautérisations et aux autres moyens employés pour le combattre.

On a cherché à guérir ces divers symptômes par des pilules mercurielles et des tisannes sudorifiques ; mais la malade a pris ces remèdes pendant très peu de temps , parce qu'elle ne pouvait pas , dit-elle , les supporter.

Cette femme, voyant toujours ses maux s'aggraver, est entrée, pour la seconde fois , à l'hospice de l'Antiquaille le 2 novembre 1844. Sa constitution est bien détériorée ; son pouls donne cent pulsations par minute ; elle n'a point d'appétit , a souvent des frissons. Les piliers du voile du palais présentent deux ulcérations profondes. Le côté gauche de la langue est le siége de cinq tubercules sous-muqueux qui s'étendent depuis la base de cet organe jusqu'à son milieu ; ils ont le volume d'une petite noisette ; ils sont durs, rouges, sans fluctuations, ils ont commencé il y a tre qua mois environ. En outre, il existe à la partie interne et supérieure de la cuisse gauche , un ulcère serpigineux de la largeur de la main , son centre est cicatrisé , mais la cicatrice est irrégulière et très difforme; ses bords présentent plusieurs points d'ulcérations avec décollement : les nns ont l'étendue d'une pièce d'un franc , les autres d'un écu de 5 francs.

L'administration de l'iodure de potassium fut commencée, chez cette malade , le 2 novembre , à la dose de 25 centigrammes dans une tisanne de gomme et de salep; un gargarisme iodé fut prescrit en même temps. 5 novembre , iodure de potassium 50 centigrammes. 10 novembre , iodure de potassium 75 centigrammes. Les ulcères des piliers du voile du palais sont presque cicatrisés; l'ulcère de la cuisse est beaucoup amélioré ; les tubercules de la langue offrent moins de dureté et moins de volume. 15 novembre , l'ulcère de la cuisse est cicatrisé ; les tubercules de la langue sont diminués des trois quarts : iodure de potassium 1 gramme. 22 novembre ; la résolution des tubercules est presque complète. Le 26 novembre, l'iodure de potassium ayant causé des douleurs épigastriques et de l'insomnie , on en suspendit l'usage pendant quelques jours. Le 1er décembre , la résolution des tubercules de la langue est complète (1); l'ulcère de la cuisse est cicatrisé entièrement. L'iodure a été continué jusqu'à la fin de décembre ; sa plus forte dose a été de 15 décigrammes. On a été quelquefois obligé de le suspendre parce qu'il était mal supporté. Quoique l'iodure de potassium ait très-bien guéri cette femme, il a peu augmenté l'appétit chez elle et n'a pas non plus augmenté l'embonpoint : le pouls est resté fréquent.

Tels sont les faits les plus saillants que j'ai pu recueillir , soit à l'hospice de l'Antiquaille , soit dans ma pratique civile , sur l'efficacité de l'iodure de potassium. Plu-

(1) Les tubercules profonds du tissu cellulaire sous-muqueux de la langue sont un symptôme tertiaire que j'ai rarement observé. M. Ricord (*Traité pratique des maladies vénériennes* , pag. 662) , dit avoir eu dans son service deux malades qui en étaient atteints. Il ajoute qu'au toucher leur langue semblait être rembourrée de noisettes. M. Ricord dit que, dans ces deux cas, les destructions suppuratives qui survinrent furent horribles. Lorsque M. Ricord observa ces deux malades , il n'employait pas encore l'iodure de potassium. Nous pensons que si on l'eut mis en usage , on aurait peut-être pu empêcher la suppuration et obtenir la résolution, comme chez la malade dont je donne ici l'histoire.

sieurs de mes observations n'offrent peut-être pas tous les détails désirables sur les antécédents des malades et sur la série de symptômes primitifs et consécutifs qu'ils ont éprouvés ; mais ces détails ne sont pas toujours faciles à obtenir, surtout chez les femmes qui n'accusent souvent, pour tout accident primitif, qu'une leuchorrée et qui fréquemment ignorent si elles ont eu des chancres. Dans bien des cas aussi, il est très-difficile de savoir si les malades ont pris du mercure ; souvent on leur a prescrit des sirops sudorifiques et l'on ignore si l'on y avait ajouté des préparations mercurielles. Il serait cependant bien essentiel de le savoir quand on veut administrer le traitement le plus convenable.

J'aurais pu rapporter un bien plus grand nombre d'observations constatant la grande efficacité de l'iodure de potassium dans les symptômes secondaires et tertiaires de la syphilis. Mais il est plusieurs de ces observations qui ont la plus grande analogie avec celles que je donne ici ; il en est beaucoup aussi sur lesquelles je n'ai pas recueilli des détails. Ainsi, j'ai guéri trois malades atteintes d'onglades syphilitiques ; mais le traitement a toujours été un peu long. J'ai aussi vu cicatriser, à l'aide de l'iodure de potassium, plusieurs fistules siégeant à la fesse, qui communiquaient entre elles, qui pénétraient jusqu'au sacrum, de la carie duquel elles dépendaient probablement et qui n'avaient pu recevoir aucune amélioraration des injections de nitrate d'argent souvent répétées. Quelquefois chez les femmes qui ont eu plusieurs maladies vénériennes, les parties génitales présentent des déperditions de substances et des perforations ulcérées qui proviennent de la fonte de tubercules profonds, de la muqueuse vaginale. J'ai observé quelques cas de ce genre dans le traitement desquels le mercure avait échoué. J'ai obtenu une prompte cicatrisation à l'aide de l'iodure de potassium. J'ai encore, dans mon service à l'Antiquaille, une petite fille âgée de six ans et demi, qui est entrée, il y a trois mois, dans cet hospice, ayant sur diverses parties du corps plus de vingt ulcères consécutifs, dont quelques-uns avaient l'étendue de la main ; plusieurs os étaient cariés ; le genou gauche était enkilosé et doublé de volume; les muscles, mis à nu par les ulcères, étaient d'une excessive pâleur ainsi que la langue. Je n'ai jamais vu un semblable état d'anémie; l'iodure de potassium, donné peu à peu jusqu'à la dose de 60 centigrammes par jour, a amené la cicatrisation de presque tous les ulcères ; les muscles et la langue ont repris leur coloration naturelle, mais la guérison n'est pas encore assez complète pour que je puisse donner l'histoire détaillée de cette maladie.

Enfin, il est un symptôme syphilitique dans le traitement duquel je crois avoir employé quelquefois l'iodure de potassium avec avantage, c'est l'iritis. Mais comme d'autres médecins prétendent n'en avoir pas obtenu de succès (1) et, comme les cas dans lesquels j'en ai fait usage

(1) Les docteurs Kluge et Hauck, disent avoir toujours employé sans succès à l'hôpital de la Charité de Berlin, l'iodure de potassium dans l'iritis. Un médecin anglais, le docteur Hocken, qui a publié un mémoire sur la valeur comparative des préparations de mercure et d'iode dans le traitement de la syphilis (traduit en français dans les *Annales des maladies de la peau et de la syphilis*, de M. Cazenave), prétend aussi que les préparations d'iode sont sans efficacité dans l'iritis, tandis que cette affection est donnée par tous les

ne sont pas nombreux, je n'émets mon opinion, à ce sujet, qu'avec réserve. L'iodure de potassium m'a surtout paru avantageux quand l'iritis (ce qui n'est pas très rare) survient pendant le cours d'un traitement mercuriel. On ne doit pas négliger d'avoir recours en même temps aux évacuations sanguines, aux purgatifs et aux révulsifs. J'ai cru voir que l'emploi de l'iodure de potassium contribuait puissamment à opérer la résorption des épanchements albumineux qui se forment dans les chambres de l'œil. Dans le mois de septembre dernier, j'avais dans mes salles, à l'Antiquaille, une jeune fille de dix-huit ans, qui fut atteinte, pendant son séjour dans cet hospice, d'une iritis de l'œil gauche avec déformation de la pupille et épanchement. Comme cette fille avait eu ses règles peu abondamment, je commençai par faire appliquer 15 sangsues aux cuisses. Le lendemain, je donnai 50 centigrammes d'iodure ; j'en portai rapidement la dose à 15 décigrammes, et au bout de douze jours, la malade était guérie. J'avais encore, il y a à peine un mois, dans mon service, un cas d'iritis avec épanchement albumineux considérable. Après une saignée, j'administrai le calomel à haute dose qui produisit une très forte salivation. Malgré cela la vue resta aussi trouble pendant plusieurs jours. J'administrai alors l'iodure de potassium, dont je portai rapidement la dose à 2 gram-

auteurs comme l'exemple le plus beau et le plus décisif en faveur de l'heureuse influence du mercure. Mais le docteur Hocken parait plutôt parler, dans son travail, d'après l'expérience des autres médecins que d'après la sienne propre ; il ne cite nominativement que le docteur R. Williams, qui rapporte un cas d'inefficacité complète de l'iodure de potassium dans l'iritis.

mes. Je crois qu'il a puissamment contribué à rétablir l'intégrité de la vision. Je pourrais citer trois autres faits qui offrent de l'analogie avec ceux que je viens de rapporter ; mais je termine ici mon travail en avouant que sur ce point, comme sur plusieurs autres qui ont rapport à l'administration de l'iodure de potassium, la science a encore besoin de nouvelles expériences.

TABLE.